RECLAIMING YOUR BODY:

NOTES FROM THE DOCTOR

Endocrinology & Weight Management

周海成　著

体重革命——医生手记

医学科普丛书

内分泌与体重管理

大连理工大学出版社
辽宁科学技术出版社

图书在版编目（CIP）数据

内分泌与体重管理 / 周海成著. -- 大连 : 大连理工大学出版社 ; 沈阳 : 辽宁科学技术出版社，2025. 8.（体重革命 : 医生手记 / 曲鹏主编）. -- ISBN 978-7-5685-5948-5

Ⅰ. R58

中国国家版本馆 CIP 数据核字第2025PX6615号

内分泌与体重管理
NEIFENMI YU TIZHONG GUANLI

出 版 人: 苏克治
策划编辑: 苏克治　顾　丰
责任编辑: 顾　丰　邵　婉
责任校对: 李舒宁
封面设计: 周　洁

出版发行: 大连理工大学出版社
（地址: 大连市软件园路80号，邮编: 116023）
电　　话: 0411-84707410　0411-84708842（营销中心）
0411-84706041（邮购及零售）
邮　　箱: dutp@dutp.cn
网　　址: https: //www.dutp.cn

印　　刷: 大连图腾彩色印刷有限公司
幅面尺寸: 145mm × 208mm
印　　张: 5
字　　数: 106千字
版　　次: 2025 年 8 月第 1 版
印　　次: 2025 年 8 月第 1 次印刷
书　　号: ISBN 978-7-5685-5948-5
定　　价: 45.00 元

《体重革命——医生手记》
编委会

前言

当你翻开这本书时，或许你正身处与肥胖的持久战中，反复尝试多种节食方法，却始终未能触及理想体重。当传统减肥方法一再失效，越来越多人意识到：肥胖远非简单的热量过剩，而是一场涉及内分泌系统的复杂战役。肥胖绝非懒惰或贪吃的结果，它往往是一个警示信号，提示着体内代谢平衡的失调，是健康亮起的红灯，一个被严重低估的“隐形杀手”。忽视这一信号，可能会导致慢性疾病，如糖尿病、心血管疾病接踵而至，进一步加剧健康危机。

内分泌系统如同身体的指挥官，精密调控着脂肪的合成与分解。胃饥饿素异常分泌使人频繁饥饿；瘦素抵抗使大脑无法接收饱腹信号，持续的饥饿感驱使过量进食；性激素变化深刻影响脂肪分布，雌激素水平下降导致腹部脂肪堆积，雄激素不足则削弱肌肉代谢；皮质醇水平升高强力促进脂肪囤积，尤其在腹部；甲状腺激素分泌不足，导致代谢引擎减速；胰岛素抵抗使得血糖无法有效利用，多余能量纷纷转化为脂肪。当体内脂肪过量（尤其是内脏脂肪），会释放大量游离脂肪酸和炎症因子，如同在细胞大门外“堆积垃圾”，引发代谢的恶性循环。

激素虽摸不着看不见，仅以微克甚至纳克级的浓度在血液中流动，却能引发体重的剧烈波动。即便是微小的失衡变化，也会在体内掀起连锁反应，导致体重失控。试想：当甲状腺激素分泌减少 10%，基础代谢率就会骤降 15%，相当于每日少消耗 200 kcal 热量；当甲状腺功能减退导致基础代谢率下降 20% 时，即便你每日减少 300 ～ 500 kcal 摄入，体重仍可能顽固上涨，这不正是你与别人吃同样多，却更容易发胖的关键所在吗？

要打破这种失衡，必须从激素的作用机制入手。本书基于内分泌激素规律，将提供切实可行的方案：包括如何选择能平稳血糖、优化激素反应的食物；探索最能有效提升代谢灵活性的运动方式；学习管理压力与睡眠以安抚失调的激素，最终构建滋养内分泌健康的生活方式体系。

通过科学调整饮食结构、合理运动及心理调适，我们将逐步恢复激素平衡，引导身体回归自然节律，从而达成减重目标。例如，调整饮食结构，增加蛋白质摄入能使胃饥饿素分泌减少 40%，同时提升瘦素敏感性，早餐摄入 30 g 蛋白质（约 4 个鸡蛋），可使午餐食欲降低 25%。选择低 GI 食物，改善胰岛素敏感性，避免血糖剧烈波动；结合有氧与力量训练，不仅能增肌，更能提升代谢效率；学会冥想与深呼吸，改善睡眠质量，尤其增加深度睡眠（每晚 23 点至凌晨 3 点）这一修复激素节律的关键时段。

心理调适对激素平衡的影响常被忽视。持续的焦虑情绪会激活下丘脑—垂体—肾上腺轴，使皮质醇维持高位。实践表明，正念冥想 20 min 可使皮质醇水平下降 11%，而每周 3 次的社交活动，间接抑制食欲亢进。这种身心联动的调节，正是让激素回归和谐的核心，当甲状腺激素恢复活力、胰岛素精准调控血糖、皮质醇随昼夜规律自然起伏时，体重将自然而然地回到与代谢匹配的状态。这并非刻意减重的结果，而是身体节律重置后的必然呈现。后续章节中，“常见误区大揭秘”将粉碎流传甚广的减肥迷思；“未来减重黑科技”将带你前瞻激动人心的科学前沿，当基因编辑技术开始改写脂肪细胞命运，当胰高血糖素样肽 -1（GLP-1）与葡萄糖依赖性促胰岛素多肽（GIP）双受体激动剂，挑战手术疗效，体重管理正迎来前所未有的变革。

让我们紧握科学的钥匙，开启这场从“减重”到“健康”的蜕变之旅，在激素和谐的韵律中，遇见更轻盈、更活力的自己。

这本书的完成归功于许多人，对此我深表感谢。特别感谢大连医科大学附属第一医院侯菲、于英慧和大连医科大学陈君一、高一铭

4 位作者参与本书编写，他们协助收集大量医学研究资料并承担部分编写工作，为本书顺利出版做出重大贡献。

本书在编写过程中难免存在疏漏与不足之处，敬请读者批评指正。同时，感谢编辑团队的细致审校与专业建议，使内容更加严谨易懂。

著　者

2025 年 6 月

目录

第一章

认识肥胖：被忽视的健康“隐形杀手”

一、你真的胖吗？BMI、腰围藏着的健康密码

“医生，我最近体重涨了 5 斤，是不是算胖了？”在门诊中，经常会遇到患者这样的提问。其实，“胖”的定义并不仅取决于体重数值。医学上判断一个人是否超重或肥胖，有更科学的标准，其中最常用的就是身体质量指数（body mass index, BMI）和腰围。这两个指标就像隐藏的“健康密码”，能帮我们更早发现肥胖相关的健康风险。

（一）BMI：体重与身高的“黄金比例”

BMI 是目前国际通用的肥胖筛查指标，它通过体重和身高的比例来判断人体脂肪含量是否超标，计算方法也很简单：

◎ BMI＝体重（kg）÷[身高（m）]^2

比如，一个体重 60 kg、身高 1.6 m 的人，BMI = 60 ÷（1.6 × 1.6）≈ 23.4 kg/m^2。

◎不同人群的 BMI 标准

世界卫生组织（World Health Organization, WHO）和我国的标准略有差异，这是因为不同人种的体型和脂肪分布特点不同：

• 我国成人标准：BMI < 18.5 kg/m^2 为偏瘦，18.5 kg/m^2 ≤ BMI ≤ 23.9 kg/m^2 为正常，24 kg/m^2 ≤ BMI ≤ 27.9 kg/m^2 为超重，BMI ≥ 28 kg/m^2 为肥胖。

• 国际标准：BMI ≥ 25 为超重，BMI ≥ 30 为肥胖。

为什么我国的标准更严格？研究发现，亚洲人的 BMI 水平较低时，就可能出现高血压、糖尿病等代谢问题。比如，同样 BMI 为 24 kg/m^2 的中国人和欧美人，中国人的内脏脂肪含量往往更高，健康风险也更大。

（二）腰围：比体重更危险的“隐形杀手”

有些人会有这样的困惑：“我 BMI 正常，但肚子特别大，算不算胖？”答案是：算！这种“腹型肥胖”（苹果型身材）比全身均匀肥胖更危险，而腰围就是衡量腹型肥胖的关键指标。

1. 腰围怎么测才准确？

测量时须站直，双脚分开与肩同宽，用软尺围绕肚脐上方 1 ～ 2 cm 处（或肋骨下缘与髂骨上缘的中点），保持软尺水平，松紧度以能插入 1 ～ 2 指为宜，读数精确到 0.1 cm。

2. 我国成人腰围标准

男性腰围 ≥ 90 cm，女性腰围 ≥ 85 cm，就属于腹型肥胖。

腹型肥胖的危害在于，腹部脂肪（尤其是内脏脂肪）会释放大量炎症因子，直接影响血糖、血脂代谢，增加高血压、冠心病、糖尿病的发生风险。研究显示，腰围超标的人，即使 BMI 正常，患代谢综合征的概率也比常人高 3 倍。

（三）BMI 和腰围，哪个更重要?

BMI 和腰围各有侧重点：BMI 反映整体肥胖程度，腰围反映脂肪分布。两者结合才能更全面地评估健康风险，比如：

一个 BMI 正常但腰围超标的人（“隐形肥胖”），比 BMI 超标但腰围正常的人更须警惕代谢疾病。

一个 BMI 和腰围均超标的人，属于“双重高危”，必须尽快干预。

举个例子：两位男性，A 身高 1.7 m，体重 80 kg（BMI ≈ 27.7 kg/m^2，超重），腰围 85 cm（正常）；B 身高 1.7 m，体重 75 kg（BMI ≈ 25.9 kg/m^2，超重），腰围 95 cm（腹型肥胖）。虽然 A 的 BMI 更高，但 B 的健康风险其实更大，因为他的腹部脂肪可能已经在损伤内脏功能。

（四）这些情况，BMI 可能“骗人”

BMI 虽便于应用，但也有局限性，以下人群不能仅靠 BMI 判断健康状态：

1. 肌肉发达者

运动员、健身爱好者的肌肉含量高，体重较大，BMI 可能超标，但脂肪率很低，不属于肥胖。

2. 老年人

老年人肌肉萎缩、骨量减少，即使 BMI 正常，也可能存在脂肪过多（“肌少症性肥胖”），需要结合体脂率判断。

3. 孕妇、儿童

孕妇的体重受胎儿影响，儿童处于生长发育阶段，BMI 标准须特殊调整。

遇到这些情况，医生可能会结合体脂率、腰臀比（腰围 ÷ 臀围，男性＞ 0.9、女性＞ 0.85 为异常）等指标综合评估。

（五）如何通过 BMI 和腰围管理健康？

如果 BMI 或腰围超标，不必急于节食减肥，可从以下几点入手：

1. 控制饮食

减少高油、高糖、高盐食物的摄入，增加全谷物、蔬菜、优质蛋白质（如鱼、蛋、豆类）的摄入。

2. 规律运动

每周进行至少 150 min 的中等强度有氧运动（如快走、游泳），配合每周 2 ～ 3 次力量训练（如举哑铃），既能减脂，又能增肌。

3. 监测指标

建议每 3 个月测一次 BMI 和腰围，目标是将 BMI 控制在 24 kg/m^2 以下，腰围控制在正常范围内。

需要注意的是，减肥速度不宜过快，每月减重 3% ～ 5%（比如，

60 kg 的人每月减 1.8 ～ 3 kg）更易坚持，且对身体无害。

BMI 和腰围就像健康的“预警器”，它们不能完全代表一个人的健康状态，但能帮我们及时发现潜在风险。下次体检时，别只看体重数字，不妨算一算 BMI，量一量腰围，读懂这些“密码”，才能更好地守护自己的健康。

二、肥胖的“连锁反应”：糖尿病、高血压为何“找上门”？

一位 35 岁的患者，身高 1.7 m，体重 90 kg，BMI 超过 30 kg/m^2，属于肥胖。他总觉得头晕、口渴，检查结果显示：血压 150/95 mmHg，空腹血糖 8.7 mmol/L，高血压和糖尿病竟然同时“找上门”。这并非巧合，肥胖就像一颗“定时炸弹”，会引发一系列代谢紊乱，而糖尿病、高血压正是最常见的“连锁反应”。

（一）肥胖如何“激活”糖尿病?

糖尿病（尤其是 2 型糖尿病）与肥胖的关系就像“孪生兄弟”。我国数据显示，肥胖人群患糖尿病的风险是正常体重者的 4 倍，而腹型肥胖者患糖尿病的风险更高。这背后的关键是“胰岛素抵抗”。

1. 胰岛素：血糖的“搬运工”

胰岛素是胰腺分泌的激素，作用类似“搬运工”：它能打开细胞大门，让血液中的葡萄糖进入细胞被利用，从而降低血糖。

2. 肥胖让胰岛素“失灵”

当体内脂肪过多（尤其是内脏脂肪）时，会释放大量游离脂肪酸和炎症因子，就像在细胞大门外“堆积垃圾”，导致胰岛素无法正常发挥作用（胰岛素抵抗）。此时，胰腺会“加班加点”分泌更多胰岛素来代偿，引发“高胰岛素血症”。但长期超负荷工作会让胰腺逐渐“疲惫”，胰岛素分泌越来越少，最终血糖无法被控制，糖尿病就来了。

举个形象的例子：正常情况下，1 IU 胰岛素能“搬运”5 g 葡萄糖；而在胰岛素抵抗时，1 IU 胰岛素可能只能“搬运”2 g 葡萄糖，为了把血糖降下来，身体不得不分泌更多胰岛素。当胰腺“累垮”，分泌的胰岛素连 2 g 都搬不动时，血糖就会飙升。

（二）肥胖为何会升高血压？

肥胖与高血压的关系也十分密切：肥胖者高血压的患病率是正常体重者的 2～3 倍，且腰围越粗，血压越高。

三个关键“推手”

1. 血容量增加

脂肪组织需要更多血液供应，身体会“命令”肾脏保留更多水分和盐分，导致血管内血液量增多，血压自然升高。

2. 血管阻力增大

内脏脂肪释放的炎症因子会损伤血管内壁，让血管弹性下降、管腔变窄，就像水流过狭窄的管道，压力会增大。

3. 激素紊乱

肥胖会导致体内“升压激素”（如肾上腺素、醛固酮）分泌增多，这些激素会直接让血管收缩，进一步升高血压。

在临床中常见这样的案例：一位肥胖患者血压长期维持在 160/100 mmHg，服用多种降压药效果均不佳，减重 10 kg 后，血压竟降至 130/85 mmHg，甚至可减少降压药的用量。这说明控制体重是改善高血压的重要手段。

（三）糖尿病 + 高血压：“双重打击”更危险

当肥胖同时引发糖尿病和高血压时，对身体的伤害不是简单地叠加，而是“1+1 ＞ 2”：

高血糖会损伤血管内壁，让高血压对血管的破坏更严重；高血压会加重肾脏负担，而糖尿病本身也会损伤肾脏，两者结合会加速肾衰竭；两者共同作用，会使冠心病、脑卒中的风险增加 5 ～ 6 倍。

因此，对于肥胖人群而言，在早期监测血糖（空腹血糖≥ 7.0 mmol/L

或餐后 2 h 血糖≥ 11.1 mmol/L 为糖尿病）和血压（≥ 140/90 mmHg 为高血压）至关重要。

（四）如何打破肥胖的“连锁反应”？

阻止肥胖引发糖尿病、高血压的核心是“控制体重”，但不必追求“极速瘦身”，循序渐进更有效：

1. 先定一个小目标

◎体重

减轻现有体重的 5% ～ 10%（比如，80 kg 的人减 4 ～ 8 kg），就能显著改善胰岛素抵抗和高血压。

◎腰围

男性争取控制在 90 cm 以下，女性在 85 cm 以下。

2. 饮食：“少精多粗，少甜少盐”

用全谷物（糙米、燕麦）代替精米白面，增加膳食纤维的摄入，帮助控制血糖；每天盐的摄入量不超过 5 g（约一啤酒瓶盖），减少高盐零食（如腌制品、方便面）的摄入；少喝含糖饮料（包括奶茶、果汁），一杯 500 mL 的奶茶含糖量可能超过 50 g，相当于 10 块方糖，它会快速升高血糖并转化为脂肪。

3. 运动：“有氧运动 + 力量训练”相结合

每天快走 30 min（约 6 000 步），每周坚持 5 天，能有效燃烧脂肪、改善血管弹性；每周进行 2 次力量训练（如深蹲、平板支撑）以增加肌肉量：肌肉越多，消耗的葡萄糖越多，有助于改善胰岛素抵抗。

4. 定期监测

每 3 个月测一次血糖（空腹 + 餐后 2 h）、血压，每年做一次血脂和肝肾功能检查。

肥胖不是单纯的“体型问题”，而是代谢紊乱的“起点”。当 BMI 超标、腰围变粗时，身体可能已发出“预警信号”，若不及时干预，糖尿病、高血压等疾病就会接踵而至。值得庆幸的是肥胖引发的代谢问题是可逆的，通过合理饮食、规律运动来改善体重和腰围，很多人能摆脱对药物的依赖，最终恢复健康。记住：控制体重，就是在阻断疾病的“连锁反应”。

三、全球肥胖地图：为什么我们越来越胖？

走在城市的大街小巷，你会发现，体型偏胖的人似乎越来越多。世界肥胖联合会发布的《2025 世界肥胖地图》也印证了这一感受，全球肥胖成年人口数量预计将从 2010 年的 5.24 亿，一路飙升至 2030 年的 11.3 亿，增幅超 115%。那么，究竟是什么让我们的体重一路“狂飙”？这背后有着哪些复杂的因素，从生活方式的改变，到社会环境的影响，都在全球肥胖趋势中扮演着重要角色。

（一）饮食变迁：高糖高脂的“甜蜜陷阱”

过去几十年，全球饮食结构发生了巨大变化，其中最突出的是高糖、高脂、高盐食物的摄入大幅增加。在许多发达国家，快餐文化盛行，汉堡、薯条、炸鸡和可乐成为不少人的日常饮食。以美国为例，2025 年成人肥胖率预计将达到 58%，随处可见的快餐店是“功臣”之一。这些快餐食品不仅热量极高，一份普通的汉堡套餐热量可达 1 000 kcal 以上，而且营养成分单一，缺乏膳食纤维、维生素和矿物质。如果长期食用，身体摄入的热量会远超消耗的热量，多余的热量就转化为脂肪堆积起来。

而在发展中国家，随着经济水平提升，人们的饮食也逐渐向“西方化”靠拢。中国就是典型代表，随着生活节奏的加快，外卖行业蓬勃发展，高油高盐的外卖菜品备受青睐。同时，各类含糖饮料、加工零食充斥市场。2025 年，中国高达 41% 的成年人伴有高 BMI（$\geqslant$ 25 kg/m²），9% 的成年人属于肥胖（BMI $\geqslant$ 30 kg/m²）人群，预计到 2030 年，中国超重 / 肥胖的成人人数将达到 5.150 4 亿。这些高糖高脂食物就像一个个“甜蜜陷阱”，让我们在享受美味的同时，不知不觉陷入肥胖危机。

（二）生活方式：久坐不动的“懒人模式”

科技进步在带来便利的同时，也让我们的生活变得越来越“懒”。

出行有汽车、地铁，办公有电脑，家务有智能家电，人们的体力活动量大幅减少。全球约有 1/3 的成年人和 81% 的青少年未能达到世界卫生组织推荐的身体活动水平。

在办公室工作的上班族，常常一坐就是一整天，除了上厕所和吃饭，几乎很少起身活动。长时间久坐，使身体的新陈代谢减缓，脂肪消耗减少。再加上很多人下班后也没有运动的习惯，不是躺在沙发上追剧、打游戏，就是长时间坐着刷手机。这种久坐不动的生活模式，使得热量消耗锐减，肥胖自然接踵而至。

（三）环境因素：无处不在的“肥胖诱导”

除了饮食和生活方式，我们所处的环境也在不知不觉中助长肥胖。城市规划不合理，缺乏足够的步行道、自行车道和运动场所，让人们难以选择绿色出行和日常锻炼。同时，现代社会无处不在的广告宣传，也在诱导我们摄入更多高热量食品。高糖高脂的零食往往摆在超市里显眼的位置，而健康的蔬菜水果却被放在角落里。

此外，睡眠不足也成为肥胖的“帮凶”。研究表明，长期熬夜、睡眠不足会影响人体的激素平衡，导致食欲调节激素紊乱，让人更容易感到饥饿，尤其对高热量食物的渴望增加，从而增加肥胖风险。

（四）社会经济因素：肥胖背后的“贫富差距”

令人惊讶的是，肥胖问题还与社会经济因素紧密相关。在发达国家，低收入群体肥胖率往往更高。这是因为健康食品（如新鲜蔬果、有机食品）的价格相对较高，而高热量、低营养的加工食品则价格低廉，更符合低收入人群的消费能力。以美国为例，“一美元汉堡包”成为很多工薪阶层的选择，而有机无添加的食品却因价格昂贵让低收入者望而却步。

在发展中国家，随着经济的发展，各社会群体的肥胖率均呈上升趋势。然而，高收入群体通常能更早意识到肥胖的危害，并通过健康饮食、健身等方式控制体重，而低收入群体可能因缺乏健康知识和资源，肥胖问题更为突出。

（五）遗传因素：并非决定肥胖的“铁律”

遗传因素在肥胖中确实起到一定作用，某些基因变异可能影响人体的新陈代谢、食欲调节和脂肪储存。但遗传并非决定肥胖的“铁律”，即使携带肥胖相关基因，合理的饮食和运动也能有效控制体重。一项针对双胞胎的研究发现，生活方式差异较大的同卵双胞胎，即使基因相同，体重也可能相差甚远。这表明后天环境和生活习惯对肥胖的影响更大。

全球肥胖率的上升是多种因素共同作用的结果。要扭转这一趋势，需要个人、社会和政府共同努力。个人应通过调整饮食结构，增加运动，养成良好的生活习惯；社会应营造健康的生活环境，提供更多运动场所和健康饮食选择；政府则须制定相关政策，比如，对高热量食品征税、加强健康宣传教育，等等。只有这样，我们才能打破肥胖的“枷锁”，走向更健康的生活。

打卡手账

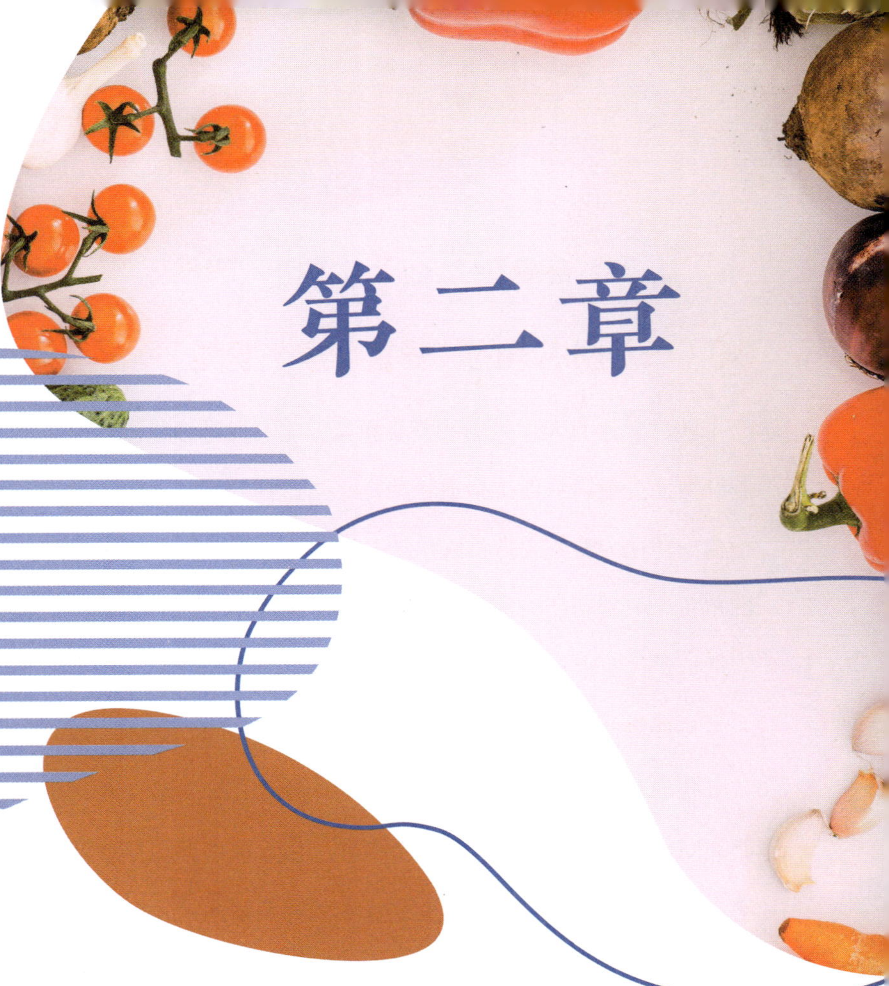

第二章

内分泌系统：身体里的“体重指挥官”

一、从“能量管家”到“肥胖推手”

（一）胰岛素的“能量管家”职能

胰岛素作为人体代谢的核心激素，能够促进细胞摄取葡萄糖、抑制肝糖原分解，从而维持血糖稳定。当血糖升高时，胰岛素将多余的葡萄糖转化为糖原或脂肪储存起来。在能量平衡中扮演着“能量管家”的角色。但其功能失衡时却可能成为“肥胖推手”。这一转变与胰岛素抵抗、代谢紊乱及生活方式密切相关。

1. 血糖调节

胰岛素是一种由胰腺内胰岛 β 细胞分泌的关键激素，其核心功能如同代谢系统的“葡萄糖调节器”：当血液中葡萄糖浓度升高时，它会像一把“钥匙”，打开细胞膜上的葡萄糖通道，推动葡萄糖进入细胞内部，或作为即时能量供细胞代谢使用，或转化为肝糖原、肌糖原储存起来，多余部分还会形成脂肪囤积，最终实现降低血糖的核心目标。

2. 脂肪调节

抑制脂肪分解，抑制脂肪组织内的脂解酶活性，减少甘油三酯分解速率，抑制肝脏内脂肪酸的氧化，减少乙酰辅酶 A 的堆积，从而阻断酮体（β－羟丁酸、乙酰乙酸）的生成，防止酮症酸中毒。同时促进脂肪酸合成甘油三酯储存于脂肪细胞。

3. 食欲信号调节

胰岛素对食欲的调控呈现独特的双向性：在生理浓度下抑制食欲，而在病理性升高时却可能刺激饥饿感。这一矛盾现象的核心在于作用部位、浓度梯度及胰岛素抵抗状态的差异。

4. 胰岛素抵抗的形成

长期高热量饮食和久坐不动会导致脂肪（尤其是内脏脂肪）堆积，这些脂肪组织释放的炎症因子会干扰胰岛素信号传导，降低细胞对胰岛素的敏感性。当细胞表面的胰岛素受体敏感性下降（胰岛素抵抗）时，胰岛素这把“钥匙”就难以正常开启细胞“门锁”。身体为了抵消这种抵抗，胰岛 β 细胞会被迫超负荷工作，分泌远超正常量的胰岛素，导致高胰岛素血症，这正是 2 型糖尿病前期的典型特征。此时，血糖看似仍处于正常范围，但代谢紊乱已悄然发生。为维持血糖稳定，胰岛 β 细胞超负荷分泌胰岛素，形成代偿性高胰岛素血症，引发恶性循环。许多人常出现低血糖症状：餐后 3 ～ 4 h 突然心慌手抖、冒冷汗，伴随莫名的烦躁焦虑与强烈的不安全感；夜晚刚入睡就因“饥饿感”惊醒，实则是大脑因葡萄糖供应不足而发出的紧急警报。

更值得警惕的是，胰岛 β 细胞的分泌潜能存在生理极限。长期高负荷分泌会逐渐耗尽其潜能，当胰岛 β 细胞衰竭到无法分泌足够的胰岛素时，血糖便会持续升高，最终发展为糖尿病。

高胰岛素水平激活脂蛋白脂酶，促进脂肪合成并抑制脂肪分解，导致脂肪在肝脏、皮下等部位堆积。

5. 食欲失控

因胰岛素抵抗被困在血液中的葡萄糖无法进入细胞内，肌肉、肝脏等耗能器官始终处于“能量饥饿”状态。而脂肪组织却在高胰岛素刺激下疯狂储存脂肪。这种“细胞饿肚子、脂肪在膨胀”的矛盾状态，会促使大脑不断发出摄食指令，导致人对高糖高脂食物产生强烈渴求，这类食物能快速提升血糖，短暂缓解细胞饥饿感，却进一步加剧胰岛素抵抗，形成“越吃越胖、越胖越抵抗”的恶性循环。

6. 胰岛素失衡的代谢后果

胰岛素抵抗导致饥饿信号会持续传向大脑，即便血糖水平并不低，大脑仍会收到“需补充能量”的指令引发过度进食；长期高胰岛素血症导致脂肪细胞对胰岛素敏感性下降，脂解抑制减弱，引发异位脂肪沉积（如内脏脂肪堆积）；1 型糖尿病胰岛素缺乏时，脂肪分解失控，酮体生成过多，危及生命；2 型糖尿病胰岛素抵抗状态下，脂肪合成持续活跃，加剧肥胖与代谢综合征的形成。

（二）甲状腺：影响你代谢速度的“小蝴蝶”

在颈部喉结下方，贴着气管两侧的位置，藏着一个呈“H”形，形似蝴蝶的内分泌腺体——甲状腺。这个仅 20 ～ 30 g 重的“小蝴蝶”，通过分泌甲状腺激素，精细调控着全身细胞的能量代谢，对维持人体糖、蛋白质、脂肪、电解质的代谢起着重要作用。甲状腺激素是人体必不可少的一个内分泌激素，从心跳速率和体温的维持，到脂肪燃烧效率、大脑发育水平，几乎所有器官功能都受其驱动。

如果平日总是不明原因的嗜睡、疲劳、便秘、浮肿和体重增加，要注意是不是甲状腺功能异常，比如，甲状腺供能减退，导致甲状腺激素减少，身体代谢减缓，能量消耗降低，多余能量转化为脂肪储存起来，同时机体对脂肪和血糖的消化分解作用会减弱，从而使体内堆积脂肪和血糖，进而导致肥胖。

值得注意的是，亚临床甲状腺功能异常（激素水平轻度异常，无明显症状）更为常见。数据显示，我国成人亚临床甲减患病率约为 12.9%，这类“隐形失衡”虽不会立刻引发严重症状，却会降低代谢效率，成为体重难减、疲劳乏力的潜在元凶。因此，关注甲状腺健康，及时检测激素水平，是预防和管理肥胖的重要环节。

（三）性激素、瘦素、胃饥饿素：肥胖幕后的“操盘手”

肥胖引发的身体代谢紊乱，往往始于一个难以打破的恶性循环。

当体重超标时，身体对胰岛素的敏感性会显著下降，也就是出现“胰岛素抵抗”，这会迫使身体分泌更多胰岛素来维持血糖稳定。而过量的胰岛素会反过来刺激卵巢，使其合成过量的雄性激素，进而使得不排卵、皮肤长痘、体毛异常增多等问题接踵而至。更棘手的是，偏高的雄激素会进一步促进脂肪堆积，尤其是内脏周围的脂肪，形成“越胖代谢越乱，代谢越乱就越胖”的死循环。

在代谢紊乱中，内脏脂肪堪称关键的“捣乱分子”。那些包裹在肝脏、肠道等内脏器官周围的脂肪，会持续释放多种异常物质，包括炎症因子和脂肪因子。这些物质会干扰体内一种重要的蛋白质——性激素结合球蛋白（sex hormone-binding globulin，SHBG），而性激素结合球蛋白的主要作用是“锁住”雄性激素，防止其过度活跃。当性激素结合球蛋白水平下降时，血液中游离的雄性激素就会增多，它们如同脱缰的野马，进一步加剧身体的代谢失衡，让减肥和调节内分泌变得难上加难。

在人体的能量调控系统中，瘦素（leptin）和胃饥饿素（ghrelin）就像一对“平衡使者”，共同维持着进食行为的稳定。瘦素由脂肪组织分泌，堪称“饱腹信号员”，它会向大脑的下丘脑传递“已经吃饱”的信息，从而抑制食欲，减少进食量。而胃饥饿素则主要来自胃底黏膜的内分泌细胞，是名副其实的“饥饿传令兵”，人在空腹时，它的分泌量会显著增加，向大脑传递“需要进食”的信号，刺激食欲并促使人们主动进食；一旦进食后，它的分泌量便会迅速减少。

这两种激素相互配合、动态调节，精准维持着机体的能量平衡。但当它们的分泌节律被打乱时，麻烦就来了：身体会频繁产生饥饿感，不仅进食量会不自觉增加，进食频率也会变高。多余的热量无法被及时消耗，就会转化为脂肪在体内堆积，长此以往，肥胖便会悄然“找上门”。

二、打破恶性循环的防治策略

在正常状态下，多种激素是维持能量稳定的“管家”，但在胰岛素抵抗、生活方式失衡等条件下，可能通过促进脂肪合成、干扰食欲调节等机制导致肥胖。防治核心在于早期干预代谢异常，通过饮食调整、规律运动及科学治疗重建代谢平衡。对于肥胖相关代谢疾病患者而言，须综合医学评估制订个性化方案。

（一）生活方式巧干预，打破肥胖循环

1. 饮食调整

精制糖（如甜饮料、糕点）会使血糖骤升骤降，迫使胰腺分泌过量胰岛素；反式脂肪和饱和脂肪则会损伤细胞表面的胰岛素受体，直

接降低其敏感性。两者共同作用，加速胰岛素抵抗的形成。

优先选择低升糖指数（glycemic index，GI）的食物，GI 值越高，糖分消化吸收的速度就越快，血糖升高越快。

◎低 GI 食物

GI < 55（食物在胃肠道中停留时间最长、消化吸收慢、血糖升高的速度最慢），如豆类、蔬菜。

◎中 GI 食物

55 ≤ GI ≤ 70（食物在胃肠道中的停留时间较久、吸收率适中、血糖升高的速度不快，可适量吃），如猕猴桃、玉米。

◎高 GI 食物

GI > 70（食物进入肠胃后消化吸收快、血糖升高的速度快，需控制摄入量），如白米饭、蛋糕。

2. 放松心情，避免情绪性进食

研究数据显示，75% 的暴食行为都由情绪波动触发，即便清楚地知道过量进食会导致血糖骤升、体重反弹，人们还是难以放下手中的食物。当焦虑等负面情绪袭来时，体内的皮质醇水平会随之升高，这种激素会直接放大对高糖高脂食物的渴望。而当甜食入口时，大脑会迅速释放多巴胺，带来短暂的愉悦感，仿佛能瞬间抚平情绪的褶皱，哪怕此时并不饥饿，也会忍不住一口接一口地吃下去。可暴食过后，强烈的自责感又会涌上来，由此形成“压力催生暴食，暴食加剧愧疚”的恶性循环，让人在情绪与食欲的漩涡里越陷越深。

要逃离这种“借吃消愁”的怪圈，关键在于学会真正的自我关怀。不妨尝试正念禁食训练，在这个过程中慢慢接纳不完美的自己，当遭遇挫折或偶尔失控时，用理解、宽容的态度对待自己，而非一味苛责。在实际行动上，尽量避免在家中囤积零食，减少诱惑；当饥饿感或情绪性食欲袭来时，选择低热量、饱腹感强的食物来缓解。更重要的是，时常给自己一个坚定的心理暗示：“我正在努力调整，暂时的波动不会动摇长期目标。”这种自我肯定，会成为对抗情绪性进食的重要力量。

3. 适量运动，避免熬夜

除了情绪和饮食管理，运动对于改善身体代谢状况也至关重要。每周进行 150 min 的有氧运动，如快走、游泳等，再结合抗阻训练，能够有效提升身体对胰岛素的敏感性，同时促进脂肪氧化分解，帮助身体打破代谢紊乱的僵局。

而一些不良的生活习惯则会给代谢调节“添乱”。比如，昼夜节律紊乱，尤其是熬夜，会扰乱胰岛 β 细胞的分泌节律，进一步削弱胰岛素对血糖的调节功能。此外，精神压力通过升高皮质醇，也会间接降低胰岛素敏感性，成为代谢紊乱的帮凶，让身体的代谢平衡更难维持。

（二）这些关键营养素助你瘦

1. 硒

硒是甲状腺激素代谢和功能所必需的微量元素。甲状腺激素调节新陈代谢率，而新陈代谢率直接影响身体“燃烧”卡路里的速度。功能良好的甲状腺有助于维持健康的基础代谢。硒作为谷胱甘肽过氧化物酶的组成部分，具有强大的抗氧化作用，有助于减少体内炎症。慢性炎症与肥胖和代谢问题有关。

主要来源：海产品、瘦肉、巴西坚果等。

2. 锌

锌直接参与甲状腺激素（T4）向活性形式（T3）的转化过程，缺乏锌会显著影响甲状腺激素的正常生理功能。同时，锌在瘦素的产生和信号传导过程中发挥关键作用，并能促进胰岛素的合成、储存和分泌，从而有效维持血糖稳定，减少因血糖波动导致的饥饿感和脂肪堆积。这些生理作用共同支持甲状腺功能正常运作，帮助调节食欲并增强饱腹感，同时保持血糖水平的稳定。

主要来源：牡蛎、红肉、禽肉、豆类、坚果、种子、全谷物。

3. 维生素 D

维生素 D 受体广泛分布于甲状腺组织中，其水平直接影响甲状腺功能状态，充足的维生素 D 对维持甲状腺健康具有重要作用。在脂肪代谢方面，维生素 D 通过调节瘦素、脂联素等脂肪因子的分泌，影响脂肪细胞发育和功能，临床研究证实维生素 D 充足状态可促进脂肪分解并抑制异常脂肪蓄积。同时，维生素 D 能通过神经内分泌途径调控瘦素和血清素水平，进而改善食欲和调节饱腹感。此外，维生素 D 对维持骨骼肌功能和质量的积极作用可显著提升基础代谢率（basal metabolic rate，BMR）。这些证据表明，维生素 D 通过甲状腺功能调节、脂肪代谢调控和肌肉功能维持等多重机制，在机体能量代谢平衡中扮演关键角色。

主要来源：皮肤经日光照射合成（人体最主要的获取途径），富含脂肪的鱼类（三文鱼、鲭鱼、沙丁鱼等），鱼肝油，蛋黄，强化食品（如牛奶、谷物等），膳食补充剂（在日照不足或饮食摄入不够时建议补充）。

4. 膳食纤维

膳食纤维吸水膨胀后在胃内占据空间，延缓胃排空并显著增强饱腹感，有助于减少后续进食量。可溶性纤维可延缓糖分吸收，避免餐后血糖剧烈波动，从而降低饥饿感及对高糖食物的渴求。作为益生元，膳食纤维能滋养肠道有益菌群，健康的肠道微生态与代谢改善、炎症减轻及体重管理密切相关。此外，膳食纤维几乎不提供热量，并能结合部分膳食脂肪促进其排出体外。

主要来源：全谷物（燕麦、糙米、藜麦）、豆类（扁豆、鹰嘴豆、黑豆）、蔬菜（尤其是绿叶菜、十字花科蔬菜）、水果（带皮吃）、坚果、种子（奇亚籽、亚麻籽）。

打卡手账

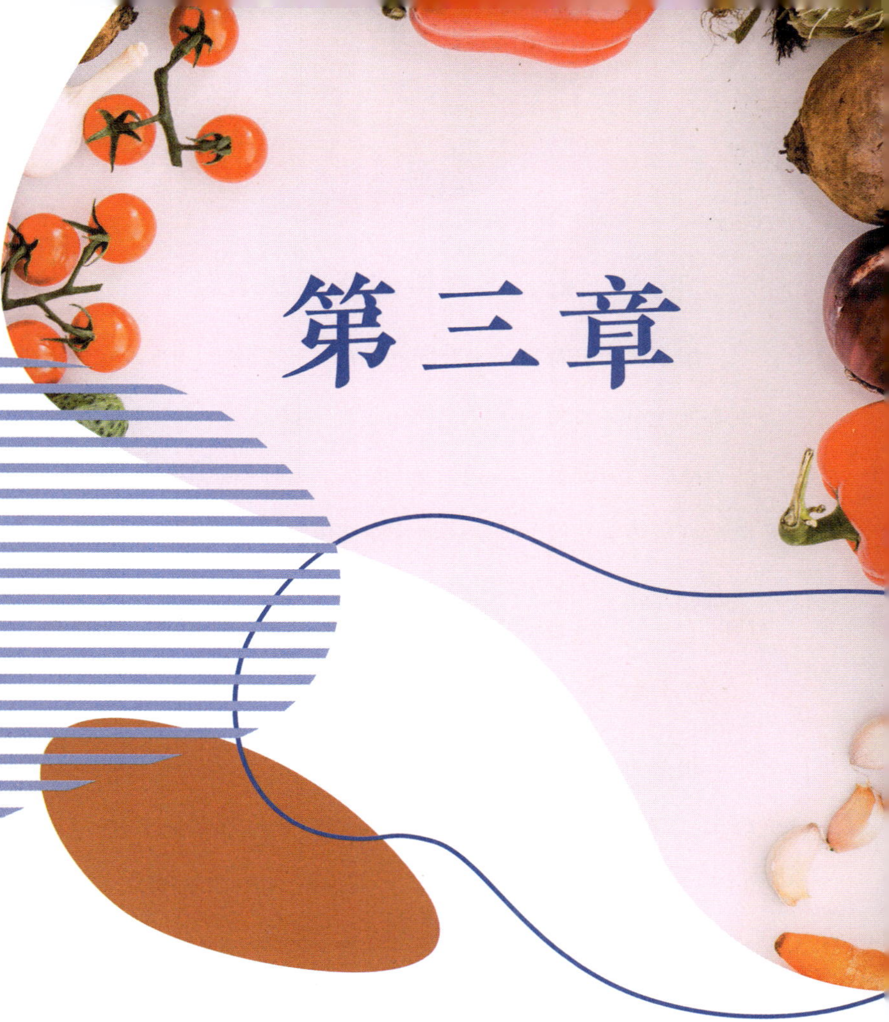

第三章

科学减重第一步：生活方式大改造

一、吃对三餐：不挨饿的减脂食谱设计

很多减肥者都有一个共同的困惑：“医生，我每天吃得很少，饿到心慌，可体重就是不降，反而越来越没力气，这是怎么回事？”其实，减脂的关键不是“少吃”，而是“吃对”。真正科学的减脂饮食，既能创造热量缺口，又能保证营养均衡，让你不挨饿也能瘦。

（一）减脂的核心：不是“饿肚子”，而是“热量差＋营养全”

很多人以为减脂就是“饿得头晕眼花”，这是最大的误区。在医学上，健康的减脂速度是每周减掉 0.5 ～ 1 kg，对应的热量缺口只需 300 ～ 500 kcal/d（相当于少喝 1 杯奶茶、少吃 1 包薯片）。如果每天摄入的热量低于基础代谢（成年人为 1 200 ～ 1 500 kcal），身体会启动“节能模式”：代谢变慢、肌肉流失，反而更难瘦，还可能引发脱发、月经不调（女性）等问题。

想要“不挨饿”，必须满足两个条件：

1. 营养素充足

蛋白质、膳食纤维、优质脂肪一个都不能少，它们是获得“饱腹感”的关键。

2. 食物体积大

选择低热量、高水分、高纤维的食物（如蔬菜、全谷物），能填

满胃部，能量却不超标。

比如，100 g 炸鸡（约 300 kcal）很快吃完还不饱，而 100 g 鸡胸肉（约 130 kcal）+ 200 g 水煮菜（约 50 kcal）体积大、饱腹感强，热量却低很多。

（二）三餐设计的“黄金公式”：3:4:3 原则

把一天的热量按 3:4:3 分配到三餐（比如，每日 1 500 kcal，早餐 450 kcal、午餐 600 kcal、晚餐 450 kcal），每顿饭都遵循“1 拳主食 + 1 掌蛋白质 + 2 拳蔬菜”的比例，既能保证营养，又能控制热量。

1. 早餐：唤醒代谢，撑到中午不饿

早餐要兼顾“快速供能”和“持久饱腹”，推荐“全谷物 + 蛋白质 + 少量蔬果”的组合：

◎示例 1

全麦面包 2 片（约 120 kcal）+ 水煮蛋 2 个（约 140 kcal）+ 无糖酸奶 100 g（约 50 kcal）+ 生菜番茄沙拉（约 50 kcal）。

◎示例 2

燕麦粥（燕麦 30 g，约 110 kcal）+ 清蒸鱼块 50 g（约 60 kcal）+ 凉拌黄瓜 100 g（约 15 kcal）+ 1 小把杏仁（10 g，约 60 kcal）。

◎原理

全谷物（燕麦、全麦）消化慢，蛋白质（蛋、鱼）能延长饱腹时间，少量健康脂肪（杏仁）让血糖更稳定，可以避免上午 10 点就饿。研究显示，吃富含蛋白质的早餐，能减少午餐的热量摄入。

2. 午餐：吃饱吃好，下午不犯困

午餐需要足够的能量和营养，推荐“杂粮主食 + 优质蛋白质 + 大量蔬菜”的组合：

◎示例 1

杂粮饭 1 小碗（生米 50 g，约 180 kcal）+ 香煎鸡胸肉 100 g（约 130 kcal）+ 清炒时蔬（菠菜 / 油菜 200 g，约 60 kcal）+ 冬瓜海带汤 1 碗（约 50 kcal）。

◎示例 2

荞麦面条 100 g（约 330 kcal）+ 白灼虾 8 只（约 80 kcal）+ 凉拌木耳黄瓜 200 g（约 40 kcal）+ 番茄鸡蛋汤（约 50 kcal）。

◎搭配技巧

先吃蔬菜，再吃蛋白质，最后吃主食。蔬菜体积大、热量低，先占据胃部空间，能减少后续主食的摄入。临床观察发现，这种进食顺序能让午餐热量减少 10% ～ 15%。

3. 晚餐：清淡易消化，睡前不饿也不撑

晚餐要避免摄入高热量、难消化的食物，推荐“少主食 + 高纤维 +

适量蛋白质”的组合：

◎示例 1

紫薯 1 个（约 100 g，100 kcal）+ 蒜蓉西蓝花 200 g（约 60 kcal）+ 豆腐菌菇汤 1 碗（豆腐 50 g + 菌菇 100 g，约 120 kcal）。

◎示例 2

玉米半根（约 150 g，120 kcal）+ 清蒸鲈鱼 80 g（约 90 kcal）+ 清炒荷兰豆 150 g（约 50 kcal）。

◎注意

晚餐主食可换成薯类（紫薯、玉米），它们膳食纤维更高，饱腹感更强，升糖速度比白米饭慢 50%。

（三）加餐：饿了就吃，选对食物不发胖

在两餐之间感到饥饿是正常的，强行忍耐反而会导致下一餐暴食。推荐这些加餐（100 ～ 150 kcal）：

1. 上午 10 点

无糖酸奶 100 g（约 30 kcal）+ 蓝莓 50 g（约 110 kcal）。

2. 下午 3 点

水煮蛋 1 个（约 70 kcal）+ 小苹果 1 个（约 50 kcal）。

3. 运动后

蛋白棒 1 根（约 120 kcal）或低脂牛奶 200 mL（约 100 kcal）。

避免这些“伪健康”加餐：水果干（含糖量高），蔬菜脆片（属于油炸食品、热量高），风味坚果（加盐加糖、热量翻倍）。

（四）不同人群的食谱调整

1. 轻体力男性（每日 1 800 ～ 2 000 kcal）

主食增加 50%（比如，杂粮饭的生米从 50 g 增至 75 g），蛋白质适量增加（比如，午餐的鸡胸肉增至 150 g），可在加餐时加 1 小把原味坚果（15 g，约 90 kcal）。

2. 减脂平台期（体重停滞 2 周以上）

减少主食 10%（比如，将紫薯的食用量从 100 g 调整为 80 g），增加蛋白质比例（比如，晚餐加 1 个鸡蛋）。

每周 1 次“欺骗餐”：吃少量想吃的食物（如 1 片比萨），避免心理压抑导致暴饮暴食。

（五）最容易踩坑的 3 个误区

1. “只吃水煮菜”不可取

缺乏蛋白质和脂肪，会导致肌肉流失、免疫力下降。曾有患者连续 1 个月只吃水煮菜，体重掉了 5 kg，但出现脱发和月经推迟现象，恢复正常饮食后体重很快反弹。

2.“完全不摄入碳水化合物”危害大

大脑只能靠碳水化合物供能，长期碳水化合物摄入不足会导致注意力不集中、情绪暴躁，还可能引发酮症酸中毒（尤其是糖尿病患者）。

3.“喝果汁代替吃水果”更胖

1 杯鲜榨橙汁（约 300 mL）需要 3 ～ 4 个橙子，含糖量约 25 g（相当于 5 块方糖），却丢失了所有膳食纤维，升糖更快，更容易饿。

减脂饮食的核心是“可持续”，能长期坚持的方案才是好方案。不必追求“极致清淡”，偶尔吃顿火锅、喝杯奶茶也没关系，只要整体热量和营养均衡，就能稳步减脂。记住：真正的健康减脂，是让身体在“不挨饿”的情况下，慢慢变轻盈、变得有活力。

二、动出活力：每天 15 min 就能瘦的科学运动法

“医生，我每天上班太累了，根本没时间运动，怎么才能瘦下来？”这是很多上班族的困扰。其实，运动减脂不一定需要每天跑 5 km 或泡 1 h 健身房。最新医学研究发现，每天 15 min 的科学运动，只要方法对，同样能达到减脂效果。

（一）15 min 能瘦的核心：抓住“运动后燃脂效应”

很多人觉得“运动时间短就没用”，这是对减脂原理的误解。运动时消耗的热量只是一部分，更关键的是运动后过量氧耗（Excess

Post-exercise Oxygen Consumption，EPOC），运动结束后，身体需要额外消耗氧气来恢复，这个过程会持续燃烧脂肪，甚至长达 24 ～ 48 h。

比如，慢跑 30 min，运动中消耗热量约 200 kcal，运动后过量氧耗约 50 kcal，总消耗热量约 250 kcal；高强度间歇运动 15 min，运动中消耗热量约 150 kcal，运动后过量氧耗却能达到 100 kcal，总消耗热量约 250 kcal，耗时更短。

这就是为什么每天 15 min 的高效运动，能和 30 min 的常规运动效果相当。对没时间的人来说，“短时间、高强度”是性价比最高的选择。

（二）每天 15 min，分 3 类人群定制方案

1. 方案 1：新手入门（适合几乎不运动的人）

（1）动作组合：低强度间歇训练（low-intensity interval training，LIIT）+ 基础力量训练

◎热身（3 min）

原地踏步（1 min）+ 手臂绕环（左右各 20 次）+ 弓步压腿（左右各 10 次），避免运动损伤。

◎核心运动（10 min）

• 快走：3 min（速度约 6 km/h，感觉“有点喘但能说话”）。

• 靠墙静蹲：1 min（背部贴墙，膝盖弯曲 90°，锻炼腿部肌肉）。

• 快走：3 min。

• 徒手深蹲：1 min（双脚与肩同宽，下蹲时膝盖不超过脚尖，30 次）。

• 快走：2 min。

◎放松（2 min）

站立拉伸大腿前侧（左右各 30 s）+ 拍打小腿（1 min）。

（2）效果：每周坚持 5 天，4 周后体能明显提升，体重可减少 1 ～ 2 kg，腰围缩小 1 ～ 2 cm。

2. 方案 2：进阶塑形（适合有一定运动基础的人）

（1）动作组合：高强度间歇训练（high-intensity interval training，HIIT）

◎热身（3 min）

开合跳（1 min）+ 高抬腿（30 s）+ 动态平板支撑（交替抬手脚，30 s）。

◎核心运动（10 min）

全力运动 20 s + 休息 40 s，重复 10 组：

• 波比跳（简化版：不用跳太高，膝盖着地也可以）。

• 登山跑（身体呈平板支撑状，交替提膝靠近胸部）。

• 跳绳（无绳也可以，模拟动作）。

• 深蹲跳（下蹲后轻轻跳起，落地缓冲）。

◎放松（2 min）

用泡沫轴滚动大腿（左右各 30 s）+ 猫式伸展（放松腰背，1 min）。

（2）效果：每周 3 ～ 4 次，能快速减少腹部脂肪。研究显示，高强度间歇训练对腹型肥胖的改善效果比慢跑好 30%。

（3）注意

过程中如果出现心慌、头晕等症状，立刻停下休息，不要勉强。

3. 方案 3：中老年人、关节不适者（温和安全为主）

（1）动作组合：低冲击运动 + 平衡训练

◎热身（3 min）

坐在椅子上做踝泵运动（勾脚、伸脚各 20 次）+ 转动手腕、脚踝（各 1 min）。

◎核心运动（10 min）

• 坐姿抬腿：坐在椅子上，双腿交替抬高至水平位置，每条腿 1 min。

• 靠墙俯卧撑：面对墙站立，双手撑墙做俯卧撑，30 次（1 min）。

• 原地踏步：抬高膝盖，踏步 2 min。

• 坐姿转体：坐在椅子上，双手交叉放在肩上，左右转体各 20 次（1 min）。

• 踮脚站立：双脚并拢，缓慢踮脚再放下，30 次（1 min）。

◎放松（2 min）

按摩膝盖周围（1 min）+ 深呼吸（1 min）。

（2）效果：保护关节的同时增强肌肉力量，预防肌少症（老年人肌肉流失），间接帮助身体控制体重。

（三）让 15 min 效果翻倍的 3 个技巧

1. 运动时间选对了，燃脂更高效

◎早晨起床后

空腹运动（喝杯温水），身体糖原储备少，会优先燃烧脂肪。

◎晚餐后 1 h

避免久坐，运动还能帮助血糖代谢，适合糖尿病患者。

2. 配合“碎片化运动”，积少成多

◎上班时

每 1 小时起身活动 1 min（爬一层楼梯、站着接电话）。

◎看电视时

做 5 min 平板支撑或仰卧卷腹，每天累计也能增加 50 ～ 100 kcal 的能量消耗。

3. 运动后喝对水，加速恢复

运动后 30 min 内喝 100 ～ 200 mL 温水（可加少量盐），补充流失的电解质；避免立刻喝冰饮，可能刺激肠胃，影响消化。

（四）这些误区会让运动白费力

1. 运动后吃得多，等于白练

运动后适当补充蛋白质（如 1 杯低脂牛奶），能帮助肌肉修复，反而能提高基础代谢（肌肉消耗的热量比脂肪多 3 倍）。但如果运动后奖励自己 1 个汉堡包，就确实会抵消消耗的热量。

2. 只做有氧运动不练力量，越减越松

很多女性担心练力量会“变壮”，其实女性很难长出大块肌肉。力量训练能增加肌肉量，让身体更紧致，比如，每天加 1 min 深蹲，3 个月后腰围会明显变细。

3. 追求出汗量，越多瘦得越快

出汗多只是流失的水分多，补水后体重就会回升。真正的减脂看的是热量消耗，不是出汗多少。曾有患者穿“暴汗服”运动，15 min 出了很多汗，体重掉了 1 kg，其实这只是脱水，还可能导致电解质紊乱。

（五）安全第一：这 3 类人运动前要咨询医生

1. 有基础病者

高血压（血压＞ 160/100 mmHg）、糖尿病（血糖＞ 13.9 mmol/L）、冠心病患者，须医生评估后制订运动方案。

2. 肥胖合并关节问题

BMI ≥ 30 kg/m^2 且膝盖疼痛者，优先选择游泳、骑自行车等对关节压力小的运动。

3. 产后女性

顺产 3 个月内、剖宫产 6 个月内，避免剧烈运动，可从凯格尔运动（盆底肌训练）开始。

运动减脂的关键不是“熬时间”，而是“讲科学”。每天 15 min，只要选对动作、坚持规律，就能积累足够的热量消耗，还能改善睡眠、提升精力。记住：比运动时间更重要的是“开始”，哪怕今天只动了 5 min，也比完全不动强。动起来，才能让身体进入“燃脂状态”，慢慢瘦出活力。

三、睡个好觉：熬夜如何让你长胖？

“医生，我明明吃得很少，也偶尔运动，可体重就是噌噌涨，是不是体质问题？”在门诊中，遇到这类患者时，医生总会多问一句：“最近睡得好吗？”很多人惊讶地发现，自己的肥胖竟和“熬夜”脱不了干系。最新医学研究证实，睡眠不足是肥胖的独立危险因素，它就像一个“隐形推手”，在你不知不觉中让体重上升。

（一）熬夜让你变胖的“三大激素陷阱”

人体有一套精密的“食欲调节系统”，由两种激素主导：瘦素（抑制食欲，告诉你吃饱了）和饥饿素（刺激食欲，让你想吃东西）。而熬夜会直接打乱这两种激素的平衡。

1. 瘦素减少：饱腹感“失灵”

在正常情况下，充足睡眠（7～9 h）能促进瘦素分泌，让你在进食后及时感到满足。但熬夜后，瘦素水平会下降15%～20%。简单来说，你的身体会接收不到“饱腹信号”，明明吃了和平时一样多的食物，却总觉得没吃饱，忍不住想再吃点。

2. 饥饿素飙升：对垃圾食品更渴望

熬夜会让饥饿素水平升高20%～30%，而且这种激素有个“坏毛病”，它会让你特别想吃高糖高脂的食物（如蛋糕、薯片、烧烤）。研究发现，睡眠不足的人，对这类食物的渴望度是正常睡眠者的2倍。这就是为什么熬夜时，你很难拒绝冰箱里的冰淇淋，却对蔬菜沙拉毫无兴趣。

3. 皮质醇紊乱：脂肪堆在肚子上

皮质醇（压力激素）在熬夜时会过度分泌。短期内含量升高能帮你应对疲劳，但长期紊乱会让脂肪更倾向于堆积在腹部（形成“腹型肥胖”）。门诊中常见这样的患者：每天熬夜加班，体重变化不大，但腰围越来越粗，这就是皮质醇在“搞鬼”，腹部脂肪对皮质醇更敏感，更容易囤积。

（二）熬夜还会降低热量消耗

很多人觉得“熬夜消耗的热量多，会变瘦”，这是完全错误的。熬夜时，身体的代谢效率会下降，即使你醒着，热量消耗也比正常睡眠时低 5% ～ 10%。

比如，正常睡眠 8 h，身体会消耗约 400 kcal 的热量（基础代谢）；熬夜 8 h（没睡觉），身体消耗的热量可能只有 360 kcal，反而更少。

更糟的是，熬夜后第二天，你会感到疲劳乏力，不自觉地减少活动量（如懒得走路、久坐不动），进一步降低热量消耗。“熬夜 + 偷懒”的组合，相当于每天多摄入 100 ～ 200 kcal 的热量，一年下来可能额外囤积 10 ～ 20 斤脂肪。

（三）不同熬夜类型，胖的“部位”不一样

1. 凌晨 1 ~ 3 点睡：肚子先胖

这个时间段是肝脏排毒和代谢的关键期，熬夜会影响血糖和脂肪的代谢，导致腹部脂肪堆积。临床观察发现，长期凌晨后睡觉的人，即使整体体重正常，腰围超标（男性≥ 90 cm，女性≥ 85 cm）的概率也比早睡者高 40%。

2.“昼夜颠倒”（白天睡、晚上醒）：全身胖 + 代谢差

比如，夜间工作者长期打乱生物钟会让代谢系统“无所适从”，不仅瘦素和饥饿素紊乱，还会影响胰岛素敏感性（增加糖尿病风险）。数据显示，长期夜间工作者的肥胖率比正常作息者高 30%，且更容易出现“喝水都胖”的情况。

3.“碎片化”熬夜（睡 1 ~ 2 h 醒一次）：虚胖 + 水肿

频繁夜醒会让身体处于“应激状态”，导致水钠潴留（体内水分排不出去），早上起来容易脸肿、腿肿，看起来“胖了一圈”。虽然这是暂时性的，但长期如此会加重肾脏负担，间接影响代谢。

（四）每天多睡 1 h，有助于减重

既然熬夜会让人变胖，那么改善睡眠就是“不费力的减脂法”。临床研究发现，每天增加 1 h 睡眠，能让热量摄入减少 200 ～ 300 kcal

（相当于少吃1包薯片），体重在1～2个月内可下降1～2 kg。

帮你睡够7 h的“实用技巧”：

1. 固定作息

即使周末也尽量在同一时间上床（如23点）和起床（如7点），让身体形成生物钟。一开始可能睡不着，坚持3～5天就会适应。

2. 睡前1 h“断电”

手机、电脑的蓝光会抑制褪黑素（助眠激素）分泌，建议睡前1 h进行看书、听轻音乐等活动，或用暖光台灯。

3. 晚餐“3不原则”

不喝酒（酒精会打乱深度睡眠）、不吃撑（胃里太胀会影响入睡）、不喝太多水（避免半夜起夜）。

4. 营造“友好”的睡眠环境

保持卧室黑暗（可用遮光窗帘）、安静（必要时用白噪声机）、温度适宜（18～22 ℃最易入睡）。

对熬夜党来说，不必追求“立刻睡够8 h”，可以循序渐进。比如，现在每天只睡5 h，先争取每天多睡30 min，1周后再增加30 min，逐步达到7 h。

（五）熬夜后“救急”：防止变胖的 3 个办法

如果因为工作不得不熬夜，试试这 3 个方法降低发胖风险：

1. 饿了就选低热量零食

如 1 小盒无糖酸奶、1 个水煮蛋或 1 把原味坚果（10 g），避免吃蛋糕、泡面等高糖高脂食物。

2. 熬夜后补觉“别贪多”

第二天中午可补觉 20 ～ 30 min（别超过 1 h），否则会扰乱当晚的睡眠。

3. 第二天多喝水

熬夜容易脱水，多喝水能促进代谢，还能防止假性饥饿（有时“想吃东西”其实是口渴）。

（六）这些情况，睡得多也会胖

需要提醒的是，睡太多（每天超过 10 h）也可能导致肥胖。这是因为长时间卧床会减少热量消耗，还可能让人心情低落（越睡越懒），间接增加暴饮暴食的概率。健康的睡眠时长，对成年人来说是 7 ～ 9 h，对老年人来说是 6 ～ 7 h。

科学减重远不止控制饮食和增加运动，保证充足睡眠同样关键。熬夜会显著扰乱人体内分泌系统——降低瘦素水平、升高胃饥饿素浓度，同时减缓基础代谢率。研究表明，睡眠不足可使每日热量摄入增加 300 ～ 500 kcal，并使脂肪分解效率降低 30%。与其寻求减肥捷径，不如从改善睡眠入手：每晚保证 7 ～ 9 h 优质睡眠，能有效恢复正常的代谢节律。要认识到：规律作息是最基础且高效的体重管理策略。

四、情绪管理：压力大时，身体会“囤肉”？

“医生，我最近工作压力特别大，没胃口吃饭，体重反而涨了 3 斤，这是怎么回事？”在门诊中，这类“压力胖”的患者越来越多。很多人以为压力大只会让人变瘦，却不知道长期压力会让身体“囤积脂肪”，尤其是腹部脂肪。

（一）压力致胖的生理机制

压力本身不会直接导致肥胖，但身体应对压力时产生的应激反应会引发一系列代谢变化，最终促进脂肪囤积。这一过程的核心调控物质是皮质醇。

1. 皮质醇：压力下的脂肪调控者

当人体长期处于压力状态（如工作焦虑、人际关系紧张），大脑会促使肾上腺持续分泌皮质醇。这种激素本是一种“应急保护机制”——短期内升高可帮助身体快速调动能量，以应对突发危机（例如，遭遇危险时提升反应速度）。然而，长期压力会导致皮质醇水平持续偏高，进而引发两大问题：

◎促进脂肪合成

皮质醇会促使身体将过剩的血糖转化为脂肪，并优先储存在腹部（内脏脂肪）。这是因为腹部脂肪能更快速分解供能，以应对长期压力。因此，长期压力大的人往往更容易出现腹部肥胖。

◎分解肌肉

皮质醇会“牺牲”肌肉来供能，而肌肉量减少会降低基础代谢（每天消耗的热量变少），哪怕吃的和以前一样多，也容易发胖。

2. 压力让你想吃“垃圾食品”

长期压力会打乱调节食欲的“神经—激素通路”：大脑的“奖赏中枢”变得敏感，会让人特别渴望高糖高脂食物（如蛋糕、炸鸡），因为这些食物能快速刺激多巴胺分泌，带来短暂的愉悦感，缓解压力；压力还会抑制“饱腹信号”，让你吃了很多却仍觉得不满足。比如，有人加班时会不知不觉吃掉一整包薯片，事后才发现根本不饿。

（二）“压力胖”的 3 种典型表现

压力导致的肥胖和普通肥胖不同，有几个显著特点，对照看看你有没有“中招”：

1. 只胖肚子的苹果型身材

普通肥胖可能是全身均匀变胖，而“压力胖”多表现为腰围快速增加（男性腰围≥ 90 cm，女性腰围≥ 85 cm），四肢却变化不大。这是因为皮质醇对腹部脂肪的“亲和力”更强。临床数据显示，长期压力人群的腹型肥胖风险是普通人的 2.3 倍。

2. 越累越想吃的矛盾状态

有人压力大时会“茶饭不思”，但更多人会陷入“压力大—暴食—压力更大”的循环。比如，考试前忍不住喝奶茶、项目截止后狂吃火锅。研究发现，约 60% 的人在压力下会情绪性进食，且女性比男性更明显。

3. 喝水都胖的代谢变慢

长期压力会让甲状腺功能轻度下降（甲状腺激素分泌减少），导致代谢速率降低。比如，原本每天能消耗 1 800 kcal 的热量，压力大时可能降到 1 500 kcal，即使饮食不变，每天也会多囤积 300 kcal 的热量（相当于 1 周多 1 斤脂肪）。

（三）为什么女性更易“压力胖”？

门诊中发现，女性因压力发胖的比例比男性高约 30%，这和生理特点有关：

1. 激素叠加效应

女性的雌激素会增强皮质醇的“囤脂作用”，尤其是在更年期前后，雌激素波动大，压力更易导致腹部脂肪堆积。

2. 情绪宣泄方式不同

男性缓解压力可能通过运动、社交，而女性更倾向于用吃来排解情绪（在心理学上称为“情绪性进食”）。调查显示，女性压力大时吃甜食的概率是男性的 1.5 倍。

3. 多重角色压力

职场女性同时面对工作、家庭（如育儿、照顾老人）的压力，长期处于多任务应激状态，皮质醇更易居高不下。

（四）打破“压力大—囤肉”循环的 5 个实用方法

1. 给皮质醇“降温”：每天 10 min“呼吸减压法”

皮质醇水平会随呼吸节奏下降。试试“4-7-8 呼吸法”：用鼻子安静吸气 4 s，屏住呼吸 7 s，用嘴缓慢呼气 8 s，重复 5 次。每天早晚各做 1 次，能快速降低皮质醇水平。临床观察发现，坚持 1 个月的人，不仅压力感减轻，腰围也平均减少 1.2 cm。

2. 对抗情绪性进食：先问自己“真饿”吗？

压力来时想吃东西？先做“饥饿测试”：

饿的感觉是慢慢出现的，且胃里空空的（真饿）；还是突然想吃某样东西（如蛋糕），且不吃就坐立难安（情绪性想吃）。

如果是后者，试试“5 min 延迟法”：告诉自己“5 min 后再吃”，这期间可以散步、听歌，很多时候“想吃”的冲动会消失。

3. 选对“减压食物”：别让零食帮倒忙

压力大时忍不住吃，尽量选这些“低负担”的食物：

◎富含镁的食物（如菠菜、南瓜籽）

镁能帮助放松神经，减少皮质醇的分泌。

◎含益生菌的食物（如无糖酸奶）

肠道菌群和情绪相关，益生菌能改善焦虑情绪。

◎避免摄入高糖食物

虽然甜食能短暂缓解压力，但 1 h 后血糖骤降，会让人更焦虑，陷入“吃糖—更想吃糖”的循环。

4. 用“轻度运动”释放压力，而非“疯狂撸铁”

长期压力下，高强度运动（如长跑、大重量健身）可能进一步升高皮质醇，反而不利于减脂。推荐“轻度运动”：

每天快走 20 min（晒太阳更佳，阳光能促进血清素分泌，改善情绪）；瑜伽、八段锦等“身心结合”的运动，既能缓解压力，又不会过度刺激皮质醇。

5. 保证优质睡眠：压力大时，别再熬夜

压力和失眠常陷入“恶性循环”：压力大睡不好，睡不好又加重压力，进而让皮质醇含量更高。即使做不到 8 h 睡眠，也要保证规律作息：固定上床时间（如 23 点），睡前 1 h 远离手机（蓝光会抑制褪黑素的形成，加重睡眠障碍）。

（五）这些信号提醒你：压力已经让身体“囤肉”了

如果出现以下情况，说明压力已经影响体重管理，需要及时调整：

一周内不明原因的体重增加 1 kg 以上（非水肿）；明明没吃多，却总觉得腹胀、肚子变大；压力大时，对高糖高脂食物的渴望难以控制；睡眠质量下降（如入睡困难、多梦），且白天疲劳乏力。

“压力胖”本质上是身体应对长期应激的“自保反应”，在原始社会，这种反应能帮人储存能量，应对饥荒等危机；但在现代社会，持续的压力让这种“保护机制”变成了“负担”。管理情绪不是“矫情”，而是减脂的重要一环。试着每天留一点时间关注自己的感受，用科学的方法给压力“松绑”，身体才会慢慢卸下多余的“脂肪铠甲”。

打卡手账

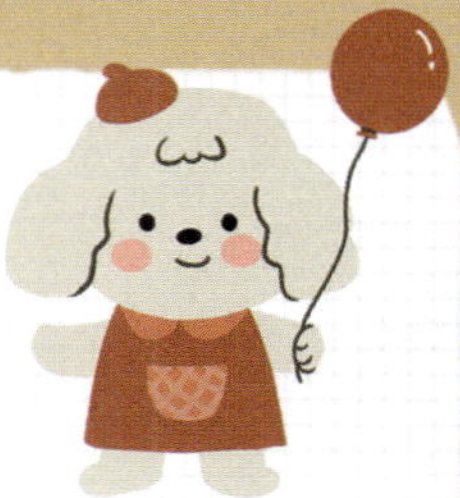

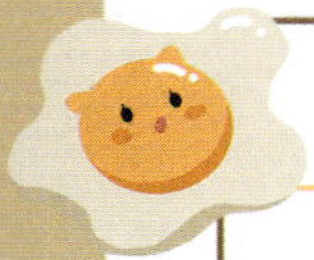

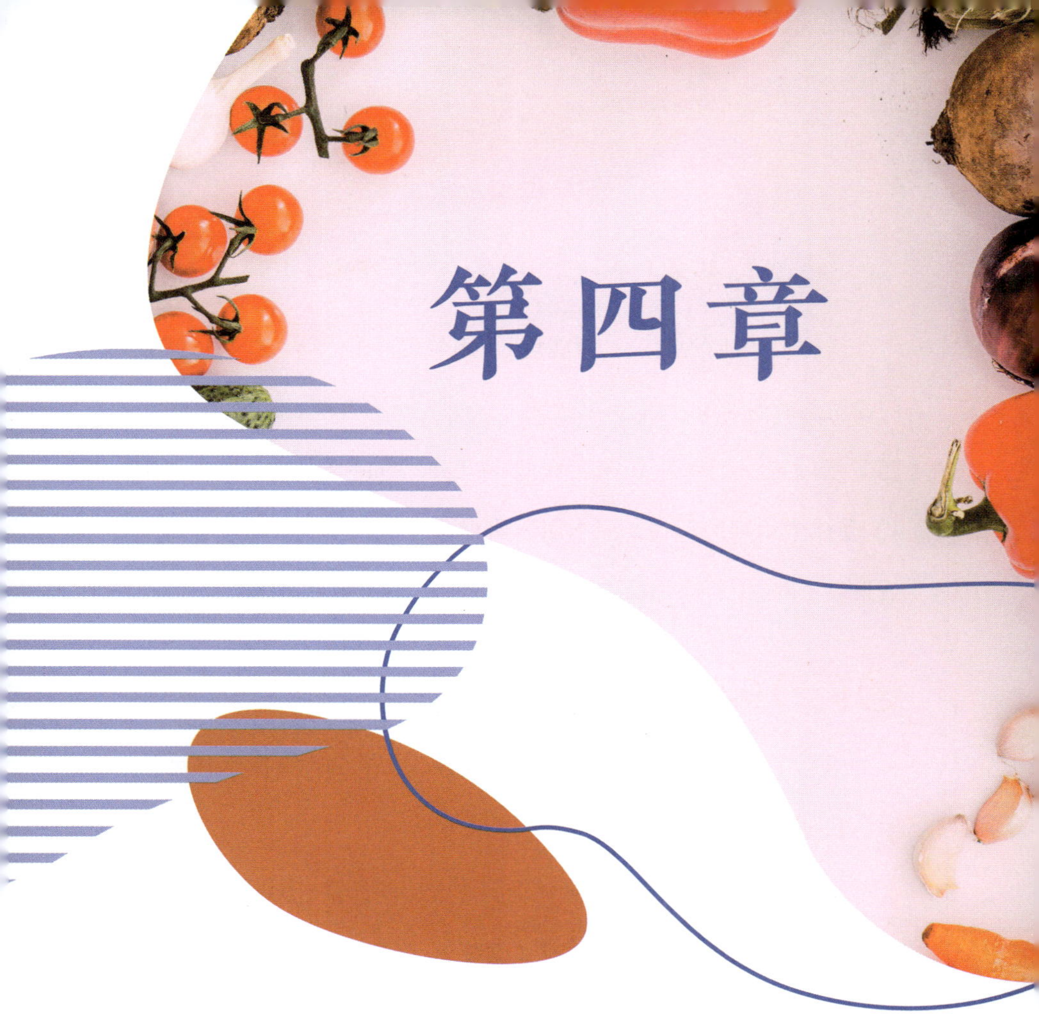

第四章

药物与手术：最后的“减肥武器”

一、减肥神药 GLP-1：真的能躺着瘦？

“医生，我听说打一针就能瘦，不用节食不用运动，这是真的吗？”门诊里总能遇到患者拿着“减肥神药”的宣传来咨询。他们口中的“神药”指的是一类叫胰高糖素样肽 -1（glucagon-like peptide-1，GLP-1）受体激动剂的药物，原本用于治疗糖尿病，如今却因显著的减重效果成了网红。但“躺着就能瘦”的背后，藏着哪些真相？

（一）GLP-1 是什么？从“降糖药”到“减肥新星”

GLP-1 是人体肠道自然分泌的一种激素，它的主要作用有两个：

1. 调节血糖

当血糖升高时，GLP-1 会促进胰腺分泌胰岛素，同时抑制升糖激素（胰高糖素）的分泌，就像给血糖装了“调节器”。

2. 抑制食欲

它能作用于大脑的食欲中枢，让人提前产生饱腹感，减少进食量，同时延缓胃排空（让食物消化变慢），避免快速饥饿。

科学家发现，肥胖或糖尿病患者体内的 GLP-1 作用往往较弱。于是人工合成了 GLP-1 受体激动剂（如司美格鲁肽、利拉鲁肽），它们能模拟天然 GLP-1 的作用，且持续时间更长（比如，司美格鲁肽每周只需注射 1 次）。

最初这类药用于治疗 2 型糖尿病，后来临床试验发现：糖尿病患者使用后，体重平均能减 5% ～ 10%；非糖尿病的肥胖人群使用，减重效果更明显，部分人 6 个月能瘦 15% 以上。这让它成了减肥领域的“新星”。

（二）GLP-1 的减肥原理：不是“燃烧脂肪”，而是“少吃”

很多人以为 GLP-1 能直接“溶解脂肪”，其实它的核心逻辑是减少热量摄入：

1. 让你不想吃

药物作用于大脑的饱腹中枢，原本能吃 3 碗饭，用药后吃 1 碗就觉得撑。

2. 让你吃得慢

延缓胃排空，一顿饭吃 0.5 h 就觉得饱，避免狼吞虎咽导致的过量进食。

3. 让你不爱吃甜食

降低对高糖高脂食物的渴望，有些人用药后会突然觉得奶茶、蛋糕“没味道”。

简单说，GLP-1 是帮你“管住嘴”，而不是“躺着就能消耗脂肪”。

如果用药期间依然暴饮暴食，减重效果会大打折扣。

（三）哪些人能用？

目前我国批准的 GLP-1 受体激动剂中，仅司美格鲁肽明确获批用于肥胖治疗（适用于 BMI ≥ 28 kg/m^2，或 BMI ≥ 24 kg/m^2 且合并代谢疾病的人群），其他药物的减重适应症属于超说明书用药，须医生评估后使用。

1. 适合用药的人群

重度肥胖（BMI ≥ 32 kg/m^2）或肥胖（BMI ≥ 28 kg/m^2），且生活方式干预无效者；肥胖合并糖尿病、高血压、高血脂等代谢疾病者。

2. 不适合用药的人群

轻度超重（BMI < 24 kg/m^2），仅为“塑形”者；有甲状腺髓样癌家族史或个人史者（动物实验显示部分 GLP-1 药物可能增加这类癌症风险）；妊娠期、哺乳期女性，或有严重胃肠道疾病（如肠梗阻）者。

临床中曾遇到一位 BMI 为 23 kg/m^2 的女孩，为了瘦到 90 斤，自行网购 GLP-1，结果出现严重恶心呕吐的症状，还影响了月经，这就是典型的滥用案例。

（四）副作用：“神药”也有“雷区”

GLP-1 的副作用多与胃肠道反应相关，发生率为 30% ～ 50%：

1. 常见反应

恶心、呕吐、腹泻、便秘，这些症状多在用药初期出现，多数人适应后会缓解。

2. 少见但严重反应

胰腺炎（表现为剧烈腹痛）、胆囊结石（与快速减重有关）、低血糖（与其他降糖药联用时需注意）。

另外，停药后体重反弹是普遍问题。研究显示，停药 6 个月后，约 60% 的人会反弹 50% 以上的体重。这是因为药物只是“外力辅助”，一旦停药，食欲和代谢就会恢复原状，若不坚持健康生活方式，体重很容易回到原点。

（五）理性看待：GLP-1 是“工具”，不是“捷径”

◎ GLP-1 是把“双刃剑”，用对了是帮手，用错了是麻烦。使用时须牢记三点：

1. 不能替代生活方式

用药期间必须配合饮食控制（比如，减少高糖高脂食物的摄入）和适度运动（比如，每周快走 150 min），否则不仅效果差，还可能因停药导致反弹更严重。

2. 需长期管理，而非“一劳永逸”

肥胖是慢性疾病，可能需要长期使用 GLP-1（具体疗程须医生评估），且费用较高（每月需 1 000 ～ 2 000 元），须考虑经济承受能力。

3. 必须在医生指导下使用

网上购药来源不明，剂量错误或药物质量问题可能危及健康，务必通过正规医院开具，并定期复查（如肝肾功能、甲状腺超声）。

（六）未来展望：减肥没有“神药”，只有“科学”

GLP-1 类药物确实为肥胖治疗提供了新选择，但它绝非“躺着瘦”的“万能药”。真正的减肥逻辑永远是“热量差”（摄入的热量＜消耗）。药物只是在难以坚持时的“辅助工具”，而健康饮食、规律运动、良好睡眠才是体重管理的基石。

就像一位成功减重的患者所说：“GLP-1 帮我度过了最想吃甜食的阶段，但真正让我保持体重的，是每天吃蔬菜、每周运动 3 次的习惯。”

二、手术减肥安全吗？哪些人适合切胃？

“医生，我试过所有减肥方法都没用，能做切胃手术吗？”在肥胖门诊，这样的提问越来越常见。随着重度肥胖人群增多，减重手术（俗称切胃手术）逐渐进入公众视野。但手术毕竟是有创操作，切胃真的安全吗？是不是谁都能做？

（一）减重手术不是“切胃”那么简单

很多人以为减重手术就是“把胃切掉一部分”，其实它的原理远不止于此。目前临床常用的减重手术有两种，各有不同的设计逻辑：

1. 袖状胃切除术（最常用）

手术时将胃的大弯侧切除，只保留像“香蕉”一样的小胃囊（容量从原来的 1 000 mL 左右缩小到 100 mL）。这样一来：直接减少进食量，吃一点就会有明显的饱腹感；切除的胃部分会分泌饥饿激素（如胃饥饿素），术后饥饿感会大幅降低。

2. 胃旁路手术（效果更强）

不仅切除部分胃，还将小肠绕开一部分，让食物跳过大部分胃和上段小肠。除了减少进食量，还能减少营养（尤其是脂肪和糖分）的吸收，双重作用下减重效果更显著。

这两种手术都需要在腹腔镜下完成（微创手术），伤口小（3 ～ 5 个 0.5 ～ 1 cm 的小孔），恢复相对较快，但本质上仍是改变消化道结构的手术，对身体的影响是长期的。

（二）手术减肥的“门槛”：不是想做就能做

减重手术绝非瘦身捷径，而是针对重度肥胖的治疗手段。我国《中国肥胖和 2 型糖尿病外科治疗指南（2024 版）》明确规定了手术适应症：

1. 必须满足的“硬指标”

◎ BMI ≥ 32.5

无论是否有并发症，都建议手术。

◎ 27.5 kg/m^2 ≤ BMI < 32.5 kg/m^2

同时合并糖尿病、高血压、高血脂等代谢疾病，且生活方式干预和药物治疗无效时，可考虑手术。

2. 其他要求

年龄在 16 ～ 65 岁之间（未成年人须评估生长发育情况，老年人须排除严重基础病）；尝试过饮食、运动、药物等非手术方法，但体重持续反弹或无效；没有严重精神疾病、胃肠道疾病（如胃溃疡）或其他手术禁忌症（如严重心肺功能不全）。

3. 举例

一位 30 岁的男性，BMI 为 35 kg/m^2（体重 110 kg，身高 1.78 m），同时患有糖尿病和高血压，且吃药控制不佳，符合手术条件；而一位 BMI 为 28 kg/m^2 但没有任何并发症的人，即使自己要求，医生也不会建议手术。

（三）手术的风险：没有“零风险”的手术

任何手术都有风险，减重手术也不例外，主要风险集中在这三个阶段：

1. 术中风险（发生率为 1% ～ 3%）

◎出血

手术中可能损伤胃部血管，少数情况需要输血。

◎脏器损伤

腹腔镜操作时可能损伤周围器官（如肝脏、肠道），但经验丰富的医生可将风险降到 0.5% 以下。

2. 术后近期风险（术后 1 个月内）

◎胃漏

胃切口愈合不良，消化液漏入腹腔，发生率为 1% ～ 2%，严重时可能需要二次手术。

◎感染

切口或腹腔感染，通过抗生素和规范护理多可控制。

◎血栓

术后活动少可能引发下肢血栓，医生会通过药物和早期活动预防。

3. 术后远期风险（术后数月到数年）

◎营养不良

由于胃容量减小、吸收功能下降，可能出现贫血（缺铁、维生素B12）、骨质疏松（缺钙）等症状，需要长期补充营养素。

◎胃食管反流

部分患者术后可能出现反酸、烧心等症状，少数需要药物干预或二次手术调整。

◎体重反弹

10% ～ 15% 的人术后 5 年会出现体重反弹，这多与术后不控制饮食、缺乏运动有关。

临床数据显示，减重手术的总体并发症发生率为 5% ～ 10%，严重危及生命的风险低于 1%，安全性优于很多人的想象，但仍须谨慎评估。

（四）手术的“收益”：不只是减肥，更是治病

对符合条件的患者来说，手术的获益往往大于风险：

1. 显著减重

术后 1 年，体重通常能减少 30% ～ 50%（比如，体重 100 kg 的人能减到 60 ～ 70 kg），且多数人能长期维持。

2. 改善代谢疾病

◎糖尿病

80% ～ 90% 的肥胖合并糖尿病患者，术后血糖可恢复正常，甚至停用降糖药。

◎高血压、高血脂

约 70% 的患者血压、血脂能明显改善，减少降压药、降脂药用量。

3. 提高生活质量

睡眠呼吸暂停综合征及关节疼痛等肥胖相关问题会明显改善，很多人术后能重新正常工作、运动。

曾有一位 BMI 为 40 kg/m^2 的患者，术前走几步就喘，夜里睡觉经常憋醒，术后 1 年体重减少 40 kg，不仅能爬山，糖尿病也痊愈了，生活质量提高了。

（五）术后管理：手术只是“开始”，不是“结束”

很多人以为切胃后就能一劳永逸，这是最大的误区。术后管理不好，不仅可能反弹，还会增加并发症风险：

1. 饮食调整（分阶段进行）

◎术后 1 ～ 2 周

只能摄入流质食物（米汤、蛋白粉），避免刺激胃部。

◎术后 3 ～ 4 周

过渡到半流质食物（粥、面条）。

◎术后 1 个月

逐渐恢复进食固体食物，但须少食多餐（每天 5 ～ 6 餐），避免摄入高糖高脂食物。

2. 终身补充营养素

必须长期服用复合维生素、铁剂、钙剂和维生素 B12，否则易出现脱发、贫血、骨痛等症状；每年须复查血常规、维生素水平，根据结果调整补充方案。

3. 保持运动和定期随访

术后 3 个月开始规律运动（如快走、游泳），每周至少 150 min；术后 1 年内每 3 个月复查一次，之后每年复查一次，医生会评估体重、营养状况和并发症。

（六）手术前必须想清楚的 3 个问题

如果你正在考虑做减重手术，先问自己这三个问题：

我真的尝试过所有非手术方法了吗？（至少坚持 6 个月以上的规范干预）

我能接受终身改变饮食习惯，并长期补充营养素吗？

我能配合医生完成长期随访吗？

如果答案是否定的，那么你就不适合做手术。减重手术就像给失控的体重“踩刹车”，但最终能否保持，还得靠自己长期的努力。

三、药物和手术的真相：效果、风险与注意事项

“医生，我到底该吃药减肥，还是直接做手术？”在肥胖门诊，这是患者最纠结的问题之一。随着医学发展，药物和手术成为肥胖治疗的重要手段，但它们并非“万能神药”或“终极解决方案”。

（一）减肥药物：适合“中度超重”的辅助工具

目前获批的减肥药物主要有两类：GLP-1 受体激动剂（如司美格鲁肽）和其他口服药（如奥利司他）。它们的定位是生活方式干预的补充，而非替代。

1. 效果：能减多少？

◎ GLP-1 类

每周注射 1 次，6 ～ 12 个月平均减重 8% ～ 15%（比如，体重 100 kg 的人可减 8 ～ 15 kg），对腹型肥胖的减重效果更明显，还能改善血糖、血脂。

◎奥利司他

口服，通过抑制脂肪吸收来达到减肥的效果，1 年平均减重

3% ～ 5%（体重 100 kg 的人减 3 ～ 5 kg），适合轻度超重人群。

但药物效果个体差异大，约 20% 的人对药物反应不佳，且须持续使用，停药后若不控制饮食，体重多在 6 ～ 12 个月内反弹 50% 以上。

2. 风险：常见副作用有哪些?

◎ GLP-1 类

恶心、呕吐（约 40% 的人出现，多在 1 ～ 2 周后缓解）、便秘或腹泻，少数人可能诱发胰腺炎（表现为剧烈腹痛），长期使用须监测甲状腺功能（动物实验提示可能增加甲状腺髓样癌风险）。

◎奥利司他

油性大便、排便失禁（吃油腻食物后更明显），长期使用可能导致脂溶性维生素（如维生素 A、维生素 D、维生素 E 和维生素 K）缺乏。

注意事项：

- 必须在医生指导下使用，不可网购“三无药”或自行调整剂量；
- 仅适用于 BMI ≥ 24 kg/m^2 且合并代谢疾病，或 BMI ≥ 28 kg/m^2 的人群，BMI ＜ 24 kg/m^2 的“塑形”需求不建议使用；
- 用药期间须配合饮食控制（每日热量减少 300 ～ 500 kcal）和运动，否则效果大打折扣。

（二）减重手术：适合“重度肥胖”的终极手段

减重手术（如袖状胃切除术、胃旁路手术）通过改变消化道结构来减少摄入或吸收，是目前能实现长期显著减重的方法。但它的“门槛”很高。

1. 效果：能解决哪些问题?

◎减重幅度

术后 1 年平均减重 25% ～ 35%（体重 100 kg 的人减 25 ～ 35kg），5 年以上仍能维持 60% ～ 70% 的减重效果。

◎代谢改善

80% 的 2 型糖尿病患者术后可停用降糖药，高血压、高血脂的缓解率达 60% ～ 70%，还能治愈重度睡眠呼吸暂停综合征。

比如，一位 BMI 为 40 kg/m^2 的患者，术后不仅体重从 120 kg 减到 75 kg，困扰多年的糖尿病和打鼾也彻底好了。

2. 风险：手术安全吗?

◎短期风险

术中出血（发生率为 1%）、胃漏（发生率为 1% ～ 2%）、感染（发生率为 2%），总体严重并发症发生率为 3% ～ 5%，死亡率低于 0.5%（经验丰富的医疗中心可降至 0.1%）。

◎长期风险

营养不良（缺铁、维生素 B12，导致贫血，发生率为 10% ~ 15%）、胃食管反流（发生率为 5% ~ 10%），少数人因不良的饮食习惯导致体重反弹（术后 5 年反弹率为 10%）。

注意事项：

• 严格符合手术指征：BMI ≥ 32.5 kg/m^2，或 BMI ≥ 27.5 kg/m^2 且合并代谢疾病，且生活方式和药物干预无效（至少尝试 6 个月）；

• 术后必须终身随访：前 3 个月每月复查，之后每 3 ~ 6 个月复查一次，监测营养指标，终身补充维生素和矿物质；

• 手术并非“一劳永逸”：术后仍须控制饮食（避免摄入高糖零食、过量饮酒），每周至少运动 150 min，否则可能复胖。

（三）如何选择：三步判断适合自己的方案

1. 看 BMI 和健康状况

• BMI < 27 kg/m^2 且无并发症：优先生活方式干预（饮食 + 运动）。

• 27 kg/m^2 ≤ BMI < 32.5 kg/m^2 且生活方式干预无效：可尝试药物（如 GLP–1）。

• BMI ≥ 32.5 kg/m^2，或药物无效且 27 kg/m^2 ≤ BMI < 32.5 kg/m^2 合并并发症：评估手术可能性。

2. 看自身条件

• 能长期坚持注射且经济允许（GLP–1 每月费用为 1 000 ～ 2 000 元）：可考虑药物。

• 药物不耐受或效果差，且能接受手术风险和术后管理：可考虑手术。

3. 避开误区：

• 不要把药物当“捷径”：即使用药，也须控制饮食（比如，每天减少进食 1 杯奶茶、1 份炸鸡）；

• 不要恐惧手术也不要盲目跟风：手术是“最后选项”，适合真正需要的人。

（四）无论选哪种，都离不开“生活方式”

临床数据显示：接受药物或手术治疗并配合生活方式干预的人群，其减重效果比单纯用药或手术提升 30% ～ 50%，且体重反弹率更低。比如，服用 GLP–1 的同时，每周运动 3 次，会比只用药的人多减 3 ～ 5 kg；术后坚持健康饮食的人，5 年体重维持率比不控制者高 40%。

减肥没有“最优解”，只有“最适合”。药物和手术是工具，而真正的核心是建立长期健康的生活习惯，这才是体重管理的“底层逻辑”。

打卡手账

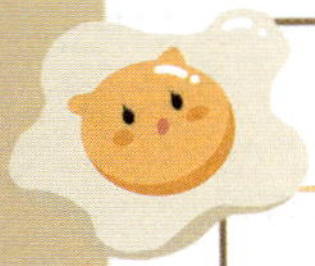

第五章

防反弹秘籍：让体重“稳定在线”

一、身体的“求生模式”：极端节食触发的代谢风暴

（一）被忽略的“隐形热量刺客”：瓦解减脂成果的日常陷阱

当你精心计算每一餐的主食、蛋白质和蔬菜摄入量，坚持不懈地运动，减脂初见成效时，体重秤上的数字却为何又悄然回升？别急着怀疑自己的意志力或代谢出了问题，很可能是你忽略了潜藏在日常饮食中的“隐形热量刺客”。它们看似不起眼，分量不大，甚至披着“健康”或“无害”的外衣，却能在不知不觉中蚕食你辛苦制造的热量缺口，让减脂效果功亏一篑。识别并防范这些“隐形热量刺客”，是科学减脂的关键一步。

谁是“隐形热量刺客”？它们并非餐桌上的大鱼大肉，而是那些易被忽视、低估甚至误判其热量密度的食物和饮品。在减脂期间，许多人常对低热量食物的判断出现偏差。在控制总热量的过程中，人们往往将“口感清淡”“体积大”“非油炸”或“植物基”视为低热量的标志，然而实际摄入的热量却远超预期。

1.“调味魔法师”——酱料与调味品

代表：沙拉酱（特别是凯撒酱、千岛酱）、蛋黄酱、花生酱 / 芝麻酱、番茄酱、蚝油、辣椒油、拌饭酱、火锅蘸料（香油蒜泥碟）。

轻食沙拉酱作为减肥人群最常选择的食物，常隐藏着巨大的热量陷阱。每 15 g 千岛酱 / 凯撒酱的热量可达到 70 ～ 110 kcal。油醋汁中一大勺（15 g）橄榄油即含 135 kcal 的热量，叠加鸡胸肉、芝士、面包丁后，整份沙拉热量可达 600 kcal 以上。涮火锅时，几碟香油蒜泥蘸料的热量可能比吃下去的肉还高。它们用浓郁的风味掩盖了其油脂或糖分的本质，是瓦解清淡饮食的“头号杀手”。

2.“甜蜜陷阱”——含糖饮品与“健康”饮料

代表：碳酸饮料、果汁（即使是 100% 纯果汁）、含糖茶饮料、风味咖啡（摩卡、焦糖玛奇朵）、乳酸菌饮料、运动饮料（非运动时饮用）。

液态糖分吸收极快，几乎不提供饱腹感。一瓶 500 mL 的普通可乐或果汁，热量超过 200 kcal（约等于大半碗米饭）。一杯全糖奶茶的热量更是可能达到 400 ～ 500 kcal。运动饮料在非大量流汗运动后饮用，多余的糖分同样转化为脂肪。它们打着解渴、补充维生素或能量的旗号，悄无声息地输入大量热量。常受减肥人士青睐的餐后“健康”饮品——酸奶，也常常存在着巨大的热量陷阱。100 g 原味希腊酸奶的热量≈ 60 kcal。而市面上售卖的带果粒、蜂蜜的“低脂”风味酸奶，因添加蔗糖，每 100 g 的热量可达到 90 kcal。一瓶风味酸奶（250 g）的热量可与一碗米饭（200 g）相媲美。

3. “油脂海绵”——油炸 / 膨化零食与坚果（过量）

代表：薯片、薯条、虾条、锅巴、油条、麻花、瓜子、花生、核桃、腰果、夏威夷果。

油炸和膨化过程显著提高了食物的热量密度。减肥的人深知减少油炸和膨化食品摄入的重要性。然而，油料作物（如坚果）却常常被忽视。坚果的隐蔽危害在于其“健康光环”，容易让人放松对分量的控制。尽管坚果富含健康脂肪，但其热量却极高（每 100 g 坚果的热量普遍超过 500 ～ 700 kcal）。

4. “精制伪装者”——精加工食品与“健康”零食

代表：饼干（尤其是苏打饼干、消化饼干）、蛋糕 / 糕点（小块装）、糖果、巧克力（特别是牛奶巧克力）、某些标榜“全麦”但添加大量糖油的零食、果脯蜜饯。

精制碳水化合物 + 添加糖 + 脂肪的黄金组合美味诱人，但热量超标。一块小蛋糕或几块饼干，热量达到 200 ～ 300 kcal。果脯蜜饯在制作过程中流失了水分和维生素，却浓缩了糖分。它们常被当作“垫肚子”或“奖励”的小零食，累积起来的热量惊人。常被作为解馋零食的即食魔芋制品也存在着巨大的热量陷阱，魔芋本身热量极低，但市售的“魔芋爽”“素毛肚”为改善口感，额外加入植物油和糖盐调味，每 100 g 即食魔芋制品热量升至 150 ～ 200 kcal。

（二）易被误判的“假性水肿”：晨肿晚胀的元凶，非真胖的反弹

在“为什么减肥会反弹”的诸多疑问中，有一种情况令人格外沮丧：明明饮食调整、运动都很努力，体重秤上的数字却像坐上了过山车，早晨照镜子，脸肿得像刚出笼的包子；晚上回到家，脱袜子时赫然看见脚踝上勒出的一圈深沟；体重在同一天内竟能相差 1.5 ～ 2.5 kg！很多人会惊慌失措：“完了，又胖了！”或者安慰自己：“可能是长肌肉了吧？”

别急着下结论！这很可能不是你减肥失败或肌肉增长，而是水分在身体组织间隙里“迷了路”，医学上称为“假性水肿”。它的核心是水钠潴留，而非脂肪堆积。来得快（一夜之间），去得也快（调整得当，几天内消退），是典型的“虚惊一场”，却常被误判为可怕的“反弹”。

水分为什么会“赖着不走”？三大常见元凶揭秘：

1. 头号刺客：高钠饮食（外卖、腌制品是重灾区）

身体细胞外的液体环境，其浓度（渗透压）主要由钠离子把控。当你吃了一顿外卖大餐，或吃了不少香肠、咸菜、薯片等高盐食物（一顿外卖大餐中钠含量常高达 2 000 ～ 3 000 mg，接近、甚至超过全天推荐钠摄入量上限），血液和细胞间液的钠浓度瞬间飙升。为了稀释过高的钠浓度，身体会像海绵一样拼命“吸水”，把水分牢牢“锁”

在血管和组织间隙里排不出去。每多摄入 1 g 钠（约等于 2.5 g 盐），身体就需要额外滞留约 100 mL 水来稀释它！这就是为什么你感觉身体发胀，体重秤上的数字猛增。一顿重口味大餐，轻松带来 0.5 ～ 1 kg 的“水分体重”。

2. 隐匿推手：甲状腺功能减退（“全身泡在胶水里”）

当甲状腺这个“代谢引擎”动力不足时，可能出现一种特殊的“假性水肿”现象——黏液性水肿。这不是普通的水分潴留，而是皮下组织沉积了大量亲水性极强的黏多糖，这些黏多糖像胶水一样吸附水分。按压肿胀部位（常见眼睑、小腿前侧），皮肤凹陷不明显或回弹很慢，不像普通水肿那样一按一个坑。常伴随其他甲减症状，如怕冷、乏力、便秘、皮肤干燥、心跳变慢、情绪低落。这种情况下，抽血检查是关键。如果报告单上显示甲状腺刺激激素（thyroid-stimulating hormone，TSH）偏高（超过 4.2）、游离甲状腺素（free thyroxine，FT4）偏低，须考虑甲状腺功能减退的可能。

3. 经前“膨胀记”：雌激素波动下的水分滞留

在月经周期的后半段——黄体期（排卵后到月经来潮前），卵巢里形成的黄体会分泌大量孕酮（黄体酮），同时雌激素也维持较高水平。这两种激素一起升高，会把肾脏里的“保水开关”醛固酮打开，于是钠和水被多留少排，会出现全身性水分潴留。这就导致不少女生在月经前 5 ～ 7 天会觉得乳房胀、肚子鼓、手脚或脸“圆”了一圈，体重可能临时增加 1 ～ 3 kg，衣服、鞋子也跟着变紧。好消息是月经来潮后 2 ～ 3 天，随着黄体萎缩、雌激素水平迅速回落，多余的水分很快随尿排出，肿胀和体重也就恢复了。

如何快速识别是“假性水肿”还是真胖反弹？关键看这几点：

发生与消退的速度是首要线索。假性水肿往往来得急（几小时到一两天内突然出现），也去得快（通过调整饮食，如控盐或等待激素周期结束（如月经来潮后），几天内就能明显消退）。而真正的脂肪增长或减肥后反弹，是一个相对缓慢的过程，不会如此戏剧性地快速波动。

关注体重的波动性和身体的感受。假性水肿最典型的标志是一天之内体重就能相差超过 1 kg（甚至达到 2.5 kg），并且伴随着身体特定部位（如面部、手脚、腹部）明显的肿胀、紧绷或发胀感（如晨起脸圆、傍晚脚胀致袜子勒痕深）。真胖导致的体重增加则相对稳定，不会在如此短时间内剧烈变化。

留意水肿的触感和伴随的其他身体信号。如果是甲状腺功能减退引起的特殊黏液性水肿，按压肿胀部位（如小腿前侧、眼睑）时，皮肤可能凹陷不明显或回弹缓慢，同时常伴有怕冷、乏力、便秘、心跳慢等甲减症状。如果是高钠饮食诱发的水肿，之前往往有重口味饮食史，并可能感到异常口渴。对于女性，若水肿集中在月经前 5 ～ 7 天出现，并伴有乳房胀痛、情绪波动等经前期综合征表现，则高度指向激素性水肿。

最可靠的验证方法是“针对性调整效果”。如果怀疑盐吃多了，严格低盐饮食几天后水肿显著减轻；如果是经前水肿，月经来潮后 2 ～ 3 天内肿胀自然消退、体重回落……这些立竿见影的效果都强烈提示体重增加是水分滞留（假性水肿）在作祟，而非真正的脂肪增加或减肥反弹。脂肪不会凭空在一夜之间暴涨几斤，不必为短期内的“虚胖”而过度恐慌。

（三）大脑的“求生警报”：为什么“暴食冲动”是减肥反弹的红色预警?

很多人把暴食归咎于自制力差，却忽略了一个事实：暴食是大脑在极端热量缺口和慢性压力下启动的自我保护程序。了解“报复性暴食”背后的生理链条，才能切断链接，防止反弹。

1. 节食后的大脑：一场由激素主导的“饥荒演习”

当我们身体的体脂率下降 5% ～ 10% 时，瘦素作为脂肪细胞分泌的“库存电报”，其浓度可在 72 h 内降至原有水平的一半。当下丘脑收到这一提示的“能量储存不足”的信号时，会将基础代谢率下调

15% ～ 30%，同时激活两种觅食神经肽——神经肽 Y 和刺鼠相关蛋白，让你对高热量食物的渴望程度飙升到日常的 3 倍。

胃饥饿素作为胃底细胞对饥饿感知的细胞，它的波动影响着大脑对于饥饱的感受。当身体长期存在着热量缺口或空腹时间＞ 4 h 时，会刺激胃饥饿素的水平，发出进食的“广播”。当胃饥饿素基线水平升高 20% ～ 30% 时，进食后的回落幅度会变小，表现为：当我们已经明显感受到胃物理性膨胀时，我们的大脑仍旧觉得“没饱”。

多巴胺也在这场演习中起着重要的作用。连续数周的清淡饮食会降低激发多巴胺的阈值。多巴胺作为大脑的“快乐货币”，高糖高脂的食物才能够触发足够的多巴胺释放。功能核磁显示，节食者看到蛋糕时，背侧纹状体激活水平比正常人低 15%，因此需要吃更多蛋糕才能达到同等的满足感。

2. 血糖—皮质醇过山车：压力把理性脑“静音”

当长期维持低碳水化合物饮食或长时间空腹时，若血糖＜ 3.9 mmol/L，会刺激肾上腺分泌皮质醇和去甲肾上腺素，使身体启动“快速补糖程序”。可以想象这样一个实验：早上 8 点，研究人员把十几位志愿者请进一间摆满食物的房间，一边是全麦面包、苹果，另一边是奶油蛋糕、牛角包。当他们的血糖正常时，只有大约 3 成的志愿者会伸手去拿蛋糕，大多数志愿者选了面包和水果；可一旦研究人员先让他们饿到血糖跌至“低谷”，再打开同一扇门，结果瞬间反转：超过 8 成的志愿者直接扑向蛋糕。也就是说，低血糖就像给大脑按下了“我要立刻补糖”的红色按钮，让人本能地冲向升糖速度最快的甜点。

长期维持低碳水化合物饮食或长时间空腹，可能引发情绪波动，导致杏仁核（威胁处理中枢）与前额叶（调控中枢）的连接减弱，而与伏隔核（奖赏中枢）的连接增强。当情绪出现波动时，食物便成为最快的“情绪调节手段”，往往成为人们寻求安慰的首选——尤其是高糖高脂食物，它们能迅速刺激大脑释放多巴胺，带来短暂的愉悦感。

然而，这种依赖食物调节情绪的方式，久而久之会形成恶性循环。打个比方，大脑如同一个神经调控网络：前额叶是负责理性调控的“指挥官”，杏仁核是感知威胁并触发警报的“预警中心”，伏隔核则是管理奖赏的“愉悦中枢”。正常情况下，当“预警中心”发出信号时，“指挥官”会及时介入调控，“愉悦中枢”的奖赏释放也保持适度；可当人长期被各种压力问题持续困扰时，“预警中心”频繁激活，神经通路的调控功能出现紊乱，“指挥官”的调控能力减弱，“愉悦中枢”却过度释放奖赏信号。于是，深夜一条信息就可能让人失控地冲向冰箱——这并非缺乏毅力，而是大脑已将食物当作了最快的情绪安抚手段。

3. 治愈路径：从“对抗”到“对话”的三步停战法

◎第一步：允许吃饱，用“热量回填”修复激素

把身体想象成一座“饥饿警报站”。长期少吃，警报站收到“饥荒”

信号，于是把“吃饱”按钮关死。现在，我们给它递上一份“加餐小礼包”——每天多吃一小把坚果或一个水煮蛋（50～100 kcal）。别小看这点分量，连续4～6周后，警报站发现“原来仓库还有粮”，于是把瘦素水平调高30%，代谢刹车松开，暴食冲动会少了近一半。

◎第二步：允许吃“不健康”食物，打破多巴胺戒断

把大脑当成一个爱吃糖的小孩。你越完全禁糖，它闹得越凶；给它留一小块蛋糕，它反而安静。做法很简单：每天先从总热量里“扣”出100～150 kcal，留给真正让你开心的“情绪零食”——大约20 g黑巧克力、半杯冰淇淋或一包小薯片。接着，用5 min“四步小仪式”吃它：先闻香气，再看颜色，慢慢嚼20下，最后才咽下。研究显示，这样能把进食时间拉长40%，大脑更快收到“满足信号”，最后总摄入量反而比狼吞虎咽时少20%。

◎第三步：“休秤假期”，让身体的体重记忆重新开机

把减肥想象成开车：一直猛踩油门，发动机迟早过热。现在，请挂到“空挡”，给自己4～8周的“体重保活期”。任务不再是掉秤，而是维持当前体重。具体方案包括：三餐正常吃、睡好觉、继续活动，同时避免将体重当作关键绩效指标（key performance indicator，KPI）。临床追踪发现，这样做的人，半年后复胖概率直接减半。

此外，每天抽10 min做“慢吸慢呼”小游戏：用4 s吸气、6 s呼气，坚持一个月，皮质醇可降低1/4，夜里想翻冰箱的冲动也会溜走。

4.“换脑开关”：把自责变理解

暴食不是意志薄弱，而是激素—神经—情绪三大系统被极端节食和慢性压力“劫持”后的保护反应。把暴食想象成手机死机：不是你不聪明，而是后台程序卡死。长期节食和高压像病毒，让“激素—神经—情绪”三大系统一起死机，屏幕上才跳出“疯狂进食”的提示。此刻再猛按关机键只会更糟。正确的做法是温柔重启，先给够食物，再减压，最后睡个好觉。系统恢复后，理性脑重新上线，暴食循环自然“熄火”。

（四）“静默消失”的肌肉：体重未增人显胖，代谢垮塌的反弹隐患

很多人辛辛苦苦减掉了 5 kg，一照镜子却显得更“松软”；体重回到原点，裤子却更紧。罪魁祸首不是脂肪“回来了”，而是肌肉“走了”。那么肌肉是如何当“代谢发动机”、日常怎样守住它，以及怎样吃出“不掉秤”的紧致身材呢？

肌肉是“24 h 在线的燃炉”。把身体想象成一辆自带发动机的小汽车，肌肉就是“高功率马达”，脂肪只是“备用油箱”。1 kg 肌肉就像一台 13 ～ 15 W 的小马达，全天候转动；而 1 kg 脂肪只像 4 ～ 5 W 的小灯泡，几乎不耗电。马达多的人，哪怕躺着不动，一天也能多消耗热量 100 ～ 200 kcal，相当于 2 km 慢跑。一旦马达被拆掉（肌

肉流失），车子动力骤降，稍踩一点油门（多吃几口），油量就迅速往上涨：体重数字没变，人却“膨胀”了一圈。

想让肌肉留下来，其实就像盖房子。首先得备足“砖瓦”。最简单的办法是每餐吃一块掌心大小的瘦肉、鱼或鸡蛋，训练后吃一勺乳清蛋白粉，给身体提供氨基酸。接着要拌“水泥”。每天吃一把深绿色蔬菜、一把坚果，再喝一杯牛奶，镁、锌、维生素 D 这些微量元素就像水泥，把砖瓦牢牢黏住，能避免房子塌。最后别忘了“发信号”。隔一天做 20 min 深蹲、俯卧撑或弹力带划船，给肌肉发出“我还用得着你”的信号，身体才会继续保养这座“24 h 在线的燃炉”。

一天三顿怎么吃，才能又减脂又不掉肌肉？假设一位成年女性的体重为 60 kg，减脂期每日总热量 1 400 kcal。早餐是两片全麦面包、两个水煮蛋，再配 200 mL 牛奶。热量 420 kcal，蛋白质 28 g，相当于先把“砖瓦”送到工地。午餐是 100 g 糙米饭垫底，120 g 鸡胸肉做主菜，200 g 西蓝花随便炒，再点几滴橄榄油。一份 480 kcal 热量、35 g 蛋白质的工作餐就齐了；碳水化合物、蛋白质、膳食纤维一次到位。下午 3 点钟如果觉得饿，别空肚子硬撑。冲一勺乳清蛋白粉或者喝 150 g 无糖酸奶，热量只有 120 kcal，却能再补充 24 g 蛋白质。晚上吃得清淡但不将就：100 g 三文鱼、200 g 菠菜、150 g 红薯蒸一蒸。380 kcal 热量、30 g 蛋白质，低脂高营养。四餐加在一起，全天大约热量 1 400 kcal，蛋白质 117 g。蛋白质占到总热量的 30%。照这个食谱吃，再配合每周 2 ～ 3 次力量训练，体重可能掉得慢，但镜子里的线条会变紧。

把肌肉当成随时生息的“活期存款”，存得越多、每日利息越高；别让极端节食把“本金”掏空，否则体重数字看似没变，镜子里却“通胀”。记住三件事：餐餐吃够蛋白质，每天补齐微量营养，每周两次力量训练，让体重秤和镜子同时为你点赞。

二、巩固战果：从“减下来”到“稳得住”的关键策略

（一）代谢基石：重新校准你的“能量收支表”

成功减重后，你的身体已然焕新：体重减轻、肌肉量变化、细胞活跃度也不同以往。这意味着驱动你日常消耗的“能量引擎”——每日总能量消耗（total daily energy expenditure，TDEE）——也相应降低了。维持体重稳定的核心战役，首先在于精准找到并守住这个“新身体”专属的热量平衡点：一个既能满足基本需求和适度享受，又能有效抵御脂肪悄然回归的精确数值。这一步的校准至关重要，是后续所有防反弹策略的地基。

告别“极端赤字”是维持期的第一课。减重期依赖显著热量缺口（如每日总能量摄入比每日总能量消耗少 500 ～ 1 000 kcal）来燃烧脂肪。但若在维持期延续这种“饥荒模式”，后果堪忧：它会持续抑制

本已降低的基础代谢，迫使身体进入“节能求生”状态；加速分解宝贵的肌肉供能，进一步拉低代谢率；带来持续的饥饿感、精力匮乏和情绪低落，大幅降低可持续性，极易诱发报复性暴食；甚至扰乱瘦素、皮质醇等关键激素，破坏食欲与代谢平衡。因此，维持期的能量目标必须转变：首要目标是达到精确的能量平衡（每日总能量摄入＝每日总能量消耗），这是维持体重稳定的黄金法则。对于希望体重缓慢下降或预留缓冲空间者，可设定极小热量缺口（100 kcal ≤ TDEE ≤ 200 kcal），但若缺口超过 200 kcal，就可能重新触发身体的“饥荒警报”。

精准计算你的“新每日总能量消耗”是成败关键。减掉的体重（尤其是肌肉）直接拉低了基础代谢率，非运动性活动产热（non-exercise activity thermogenesis，NEAT）也因身体变轻而自然减少。因此，你当前的每日总能量消耗必然远低于减重前，也低于减重后期体重更重时的水平，必须从头算起。推荐采用“公式估算 + 实际观察调整”的双轨法：

公式估算（起点参考）：使用 Mifflin-StJeor 公式计算 BMR。男性 BMR 公式为 10× 体重（kg）+ 6.25× 身高（cm）– 5× 年龄 + 5；女性 BMR 公式为 10× 体重（kg）+ 6.25× 身高（cm）– 5× 年龄 –161。计算当前体重下的 BMR，再乘以适合的活动水平的系数（久坐为 1.2，低强度活动为 1.375，中等强度活动为 1.55，高强度活动为 1.725，极高强度活动为 1.9），得到估算的每日总能量消耗。需注意，减重后个体的实际消耗可能略低于公式预测，通常低 5% ～ 15%，极端个体可低 20%。

实际观察调整（黄金标准）：从估算值（或减重末期稳定摄入量）开始，严格执行该热量至少 2 周。密切监测：每天 / 隔天空腹称重并计算每周平均体重；每 1 ～ 2 周测量腰围、臀围；记录饥饿感、精力状况。2 周后评估：若体重 / 围度稳定（体重变化≤ 0.5 kg 或围度变化 <1 cm），说明已找到维持点；若体重持续下降（0.5 kg/ 周），说明摄入热量偏低，需增加 100 ～ 200 kcal/d；若体重持续上升（0.5 kg/ 周），说明摄入热量偏高，需减少 100 ～ 200 kcal/d。重复此调整周期直至找到稳定的“甜蜜点”。

对于刚从较大热量缺口减重期结束的人，“阶梯式”增加摄入热量是安全着陆的必经之路。切勿因“减重完成”而报复性大幅增加热量！正确做法是：从减重末期摄入热量开始，每周仅谨慎增加 50 ～ 100 kcal，优先通过增加健康脂肪（坚果、牛油果、橄榄油）或复合碳水化合物（燕麦、全麦面包、薯类）来实现。在增量期间，必须严格监控体重、围度变化和身体感受。当体重在连续 2 ～ 3 周内稳定（或按极缓慢预期变化）且感觉良好时，即标志着成功抵达维持热量区。

代谢是动态的，定期重新评估（每 1 ～ 2 个月）必不可少。肌肉量的增减（受力量训练和蛋白质摄入影响）、活动量的显著变化（工作性质、运动习惯、季节）、年龄增长带来的自然代谢下降，甚至女性的激素波动，都会导致每日总能量消耗发生改变。设定日历提醒，定期回顾过去 1 ～ 2 个月的体重趋势（看平均体重变化）、围度记录、饮食执行情况及生活状态变化。若发现体重缓慢上升（0.5 kg/ 月）且非水肿或饮食失控所致，可考虑微减 50 ～ 100 kcal/d 或增加活动量；若体重缓慢下降（0.5 kg/ 月）且希望维持，则可考虑微增 50 ～ 100 kcal/d；若体重稳定，则维持现状。

维持期的能量管理是一门融合了精细计算与耐心实践的科学。精准定位并守护你的“新每日总能量消耗”，是让减重成果深深扎根、抵御反弹浪潮的坚实堤坝，标志着你从“减重者”成功蜕变为真正掌控体重的“管理者”。

（二）构筑营养护城河：蛋白质优先，碳水化合物和脂肪智配

在成功锁定维持期的热量目标后，如何在有限的“能量预算”内最优分配宏量与微量营养素，便成为巩固成果的核心挑战。这不仅关乎体重数字的稳定，更涉及保护宝贵的肌肉（维持代谢引擎）、有效管理饥饿感、确保身体机能健康运转，同时还能享受生活乐趣，避免严苛带来的崩溃风险。构建这道科学的“营养护城河”，是长期维稳的战略基石。

1. 维持期的“守护神”——蛋白质

蛋白质在维持期具有无可替代的“三重守护”作用：作为肌肉卫士，它提供必需氨基酸，是修复和维持（甚至有限增长）肌肉的关键，直接守护着减重后脆弱的基础代谢率；作为饱腹感之王，它能强效刺激饱腹激素，显著延长餐后满足感，减少加餐冲动；它的高食物热效应意味着消化过程本身就会消耗更多能量（20% ～ 30%）。因此，必须优先保证每餐都包含优质蛋白质（每天摄入量为 1.2 ～ 1.6 g/kg 体重），例如，精益肉类（鸡胸、瘦牛肉）、鱼类（富含 Omega-3 脂肪酸的深海鱼更佳）、蛋类、奶制品（希腊酸奶、奶酪）、豆制品（豆腐、豆浆）、豆类（鹰嘴豆、扁豆）及作为补充的蛋白粉。

2. 质量革命与灵活调控——碳水化合物

维持期可告别“谈碳色变”，适度增加摄入，尤其对运动量较大者。核心原则是“质量优先于数量”：选择富含膳食纤维、维生素和矿物质、消化慢的全谷物（糙米、燕麦、藜麦、全麦面包）、薯类（红薯、土豆）、豆类及大量非淀粉类蔬菜（叶菜、西蓝花）等，它们能提供持久能量、平稳血糖、增强饱腹感并促进肠道健康；严格限制精制碳水化合物与添加糖（白面包、白米饭、面条、糕点、含糖饮料），因其易致血糖飙升、快速产生饥饿感且营养匮乏。关键在于灵活调控：中高强度运动日 / 训练后可增加复合碳水化合物的摄入以补充肌糖原；

休息日 / 低活动日则相应减少比例；同时密切关注身体反馈（精力、训练表现、食欲变化）并进行微调。

3. 不可或缺的健康盟友——脂肪

健康脂肪对激素合成、细胞功能、脂溶性维生素吸收、饱腹感及食物风味至关重要。关键在于优选来源并控制总量（因热量密度高）：首选富含不饱和脂肪酸的食物，如坚果（杏仁、核桃）、种子（奇亚籽、亚麻籽）、牛油果、橄榄油、菜籽油及富含 Omega-3 脂肪酸的鱼类（三文鱼、鲭鱼）；限制食用饱和脂肪（肥肉、黄油、全脂乳制品、椰子油、棕榈油）；避免食用反式脂肪（人造黄油、起酥油、油炸零食）。烹饪时多用健康油脂，在沙拉或餐食中加入少量牛油果、坚果或种子，并注意计算“隐形脂肪”。

4. 健康的基石——膳食纤维与微量营养素

确保摄入充足的膳食纤维（每天摄入量为 25 ～ 35 g）。膳食纤维主要来自大量蔬菜、水果（优选低糖莓类）、全谷物和豆类，能增强饱腹感、稳定血糖、促进肠道规律性蠕动并维护胆固醇健康。同时，通过丰富多样的天然食物（尤其色彩缤纷的蔬果）获取全面的维生素和矿物质，以支持免疫、能量代谢、骨骼健康等关键生理功能，避免营养不良。必要时可在专业人士指导下有针对性地补充微量营养素（如维生素 D）。

5. 可持续的灵魂——灵活性与“80/20 法则”

为了防止剥夺感引发反弹，“80/20 法则”是维持心理平衡的关键。确保约 80% 的时间聚焦于营养密度高、支持目标的食物（优质蛋白质、复合碳水化合物、健康脂肪、多种蔬果）；允许在约 20% 的时间适度享受带来愉悦感的“非计划”美食（如小份甜点、聚餐美食）。核心原则是享受适度且无负罪感，并非放纵；享受后自然回归健康模式即可，无须极端补救；关注长期的、整体的健康饮食模式，而非纠结单次偏离。

（三）运动双引擎：力量铸就代谢，有氧巩固健康

迈入体重维持期，运动的核心使命已悄然转变，即从减重阶段的“燃烧脂肪”转向如何构建一套可持续的运动组合，以最大化守护宝贵的代谢健康（核心是肌肉量），同时巩固心血管等整体健康基石，真正融入日常生活并实现长久坚持。破解这一难题的关键在于激活“运动双引擎”——力量训练与有氧运动，并充分释放非运动性活动产热的巨大潜能，三者协同发力，才能构筑起抵御体重反弹的立体防线。

力量训练无疑是维持期代谢健康的“定海神针”（推荐每周 2 ～ 3 次）。它的核心价值在于对抗肌肉流失，守护甚至小幅提升基础代谢率。肌肉是身体的“高耗能组织”，其静息代谢远高于脂肪。减重后，

肌肉本就面临萎缩风险，若缺乏足够刺激，代谢率将持续下滑，为反弹埋下伏笔。力量训练通过给予肌肉有效负荷（通常指每组能以标准动作完成 8 ～ 12 次接近力竭的训练），迫使身体投入资源维护这些“昂贵”组织，从而稳固代谢引擎。维持期训练要点在于保持足够强度，避免流于形式。当适应后须有计划地增加挑战（重量、次数、组数或缩短休息），同时可灵活调整训练频率和总容量（组数、次数、重量），匹配维持目标与个人恢复能力，确保覆盖主要肌群的同时兼顾有效性与可持续性。

有氧运动则扮演着心肺健康“卫士”与能量平衡“调节器”的双重角色（目标为每周 150 ～ 300 min 的中等强度运动）。它是维护心血管系统强健、提升心肺功能、促进血液循环的基石，对长期健康至关重要。同时，有氧运动能有效调节情绪、缓解压力、提升认知功能，为维持健康习惯提供强大的心理韧性。作为重要的能量消耗途径，有氧运动帮助管理每日总热量收支，为享受更丰富的饮食或缓冲偶尔小幅度热量超标提供灵活空间。核心原则是遵循推荐时长（可混合中高强度运动），通过运用多样化运动形式（如快走、跑步、游泳、骑行、舞蹈）以保持兴趣和降低受伤风险；更关键的是将运动无缝融入生活，选择步行 / 骑行通勤、利用午休时间进行快走、主动选择爬楼梯、爬山、进行球类运动等社交性体育活动，让运动成为生活的一部分。

然而，常被严重低估的“隐形消耗者”是非运动性活动产热。非运动性活动产热指除刻意运动、睡眠、进食外所有日常活动（站立、行走、做家务、坐立不安等）消耗的能量。研究表明，非运动性活动产热在个体每日总能量消耗中的占比可高达 15% ～ 50%！在维持期刻意运动时间有限的前提下，最大化非运动性活动产热是拓宽能量消耗“护城河”、维持热量平衡的关键策略。提升非运动性活动产热的具体方法包括：打破久坐模式（每 30 ～ 60 min 起身活动 5 ～ 10 min，使用站立桌），增加步行量（能走路不坐车，通话时走动，远点停车，午休时散步），做家务（认真进行打扫、整理等），选择“动感”选项（走楼梯、手动开门、面对面走动沟通），培养有益“小动作”习惯（坐时轻抖腿，保持挺拔坐姿，利用碎片时间做伸展）。

贯穿所有策略的核心法则是“倾听身体，灵活安排”，这是维持期运动可持续的灵魂。目标是将积极活动内化为终身习惯，而非短期负担。这意味着：敏锐察觉身体信号，当出现持续疲惫、恢复困难、情绪低落时，及时休息或降低强度 / 训练量，避免因过度疲劳导致受伤或放弃；灵活应对生活变化，工作繁忙、家事缠身或身体不适时，灵活调整计划（缩短时长、降低强度、增加日常活动消耗），坚持“动比不动好”的原则；以兴趣为导向，选择真正喜爱的运动形式；关注长期趋势，不拘泥于单次训练完美与否，而着眼于周 / 月总活动量（力量训练、有氧运动、日常活动）是否达标。

这一科学运动方案，不仅能帮助你在体重维持期有效防止反弹，更能转化为一种轻松、可持续的健康生活习惯，为你的减重成果提供长期稳定的支持。

（四）终身“维稳”：将健康体重融入生活方式

真正的体重自由，并非依赖永不枯竭的意志力，而是将健康行为内化为如同呼吸般自然的生命节律。这需要我们超越“坚持策略”的阶段，转而构建一个自我维持的生活生态系统。通过精妙的环境设计、牢固的习惯固化、科学的压力管理、深刻的身份转化及动态的巡航机制，让健康选择成为生活默认的、毫不费力的路径。

环境是行为的隐形指挥官。巧妙的环境设计远比依赖意志力更为可靠。认识到环境强大的塑造力，可以系统性地改造生活场域：在厨房，将切好的新鲜蔬果置于视线中央的透明容器中，而将高热量零食“放逐”到难以触及的高柜或冷冻区，并用随时可取的白开水替代含糖饮料；在办公区，引入升降桌鼓励每日累积站立时间，让占据桌面 C 位的大号水壶取代零食罐，并倡导边走边谈的“移动会议”；在社交场合，主动出击，选择支持健康选项的餐厅，发起运动型聚会，并清晰地向亲友传递“不劝食”的信号。

行为则需要固化为无须思考的习惯。利用大脑喜欢省力的特性，通过“习惯叠加”将健康行为锚定在日常生活中。例如，在早晨刷牙后喝一杯柠檬水，做短时瑜伽，或在晚间刷牙后准备次日健康午餐并冥想片刻。当压力来袭，预先设定“程序化响应”，用快走十圈和问题清单拆解替代情绪化进食，用深呼吸和“我信息”沟通替代家庭冲突中的应激反应。对于难以启动的新习惯，运用“微习惯破冰术”，从每天仅仅两个波比跳开始，利用小胜积累的势能跨越行动门槛。

压力与睡眠是代谢健康的隐形战场，必须进行管控。持续高压状态如同“代谢飓风”，研究显示，皮质醇升高直接与腰围增长关联，而长期睡眠不足（< 6 h）则显著扰乱饥饿与饱腹信号（胃饥饿素激增 23%，瘦素下降 18%）。记录“压力日志”识别触发点，运用“4-7-8 呼吸法”即时解压。睡眠则属于修复工程，睡前 90 min 启动调暗灯光 + 温水浴的“降频程序”，打造遮光、静音、低温（16 ～ 18℃）的理想睡眠环境，并警惕周末过度补觉打乱生物钟的陷阱。

最深层的转变在于身份认同的升级。从“挣扎的减肥者”蜕变为“自在的健康生活家”，这需要认知与行为的同步重塑。首先，重构语言，用“我选择用橄榄油烤蔬菜滋养身体”的主动掌控感，替代“我不能吃油炸食品”的被动剥夺感。其次，通过行为符号化强化新身份，例如，捐赠旧尺码衣物告别过去，投资专业运动装备锚定未来。最后，让价值外显，例如，分享健康生活家日记，通过公众监督机制增强行为责任感。研究也佐证了这一转变的力量：自称“健康生活家”比“减肥者”的长期维持率高出 47%。

体重维稳如生命之河，需要动态巡航。为此须建立终身维护机制：每季度审视体检报告（血糖 / 血脂），据此微调营养结构；每半年评估体成分与运动能力，优化训练配比；每年扫描生活系统漏洞，更新环境与习惯锚点。面对重大生活变化（如生育、失业、更年期），启动“波动应对机制”，接受体重合理波动（±3 kg），优先保持心理适应能力，待过渡期（8 ～ 12 周）结束后，再依据情况逐步调整（如增加每日步行量）。

当健康如同晨起刷牙般无须思索，当拒绝甜点如同拒绝吞沙般自然，你便完成了从“减肥者”到“健康生活家”的进化。这套生活系统并非束缚，而是托举自由的羽翼，它让健康成为你存在的方式本身。至此，最高级的体重自由得以实现，你已彻底遗忘“控制”二字，只因你活成了健康。

打卡手账

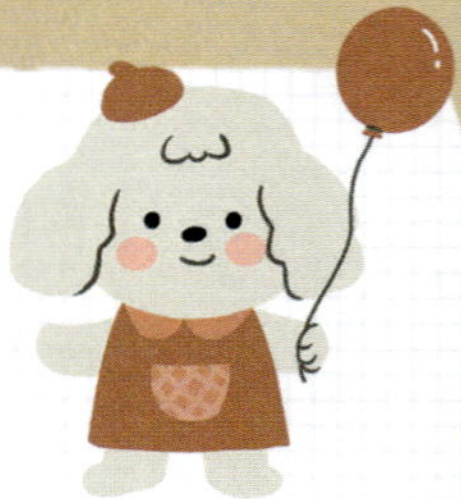

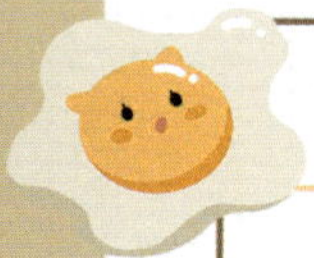

第六章

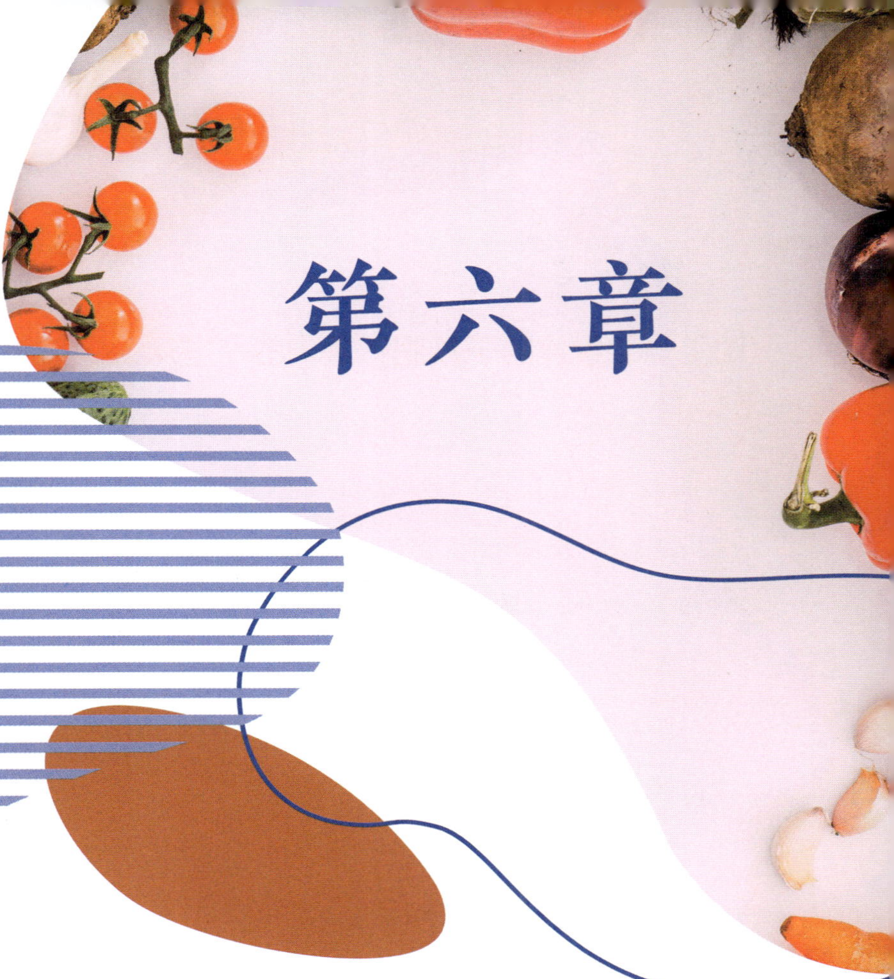

常见误区大揭秘

一、饮食迷思

（一）素食等于减肥？素肉的“健康人设”崩塌现场！

当超市冷柜里陈列着一排排标榜“植物基”“零胆固醇”“轻负担”的素肉制品时，许多消费者会不假思索地将它们放入购物车，暗自庆幸选择素食就不会发胖。然而3个月后，体重秤上2～3 kg的增长数字却无情地打破了这种幻想，紧绷的裤腰和日渐圆润的小腹都在提醒人们：真正导致发胖的并非植物本身，而是这些加工食品中暗藏的三大代谢陷阱。

第一重陷阱是看不见的脂肪炸弹。为了让大豆或豌豆蛋白拥有真肉的弹性与多汁感，厂家会在高温挤压后迅速注入大量精炼植物油，最常见的是室温呈固态的棕榈油或椰子油。国家食品安全风险评估中心2024年的抽检报告显示，市售植物牛排的平均脂肪含量达到15 g/100 g，个别黑椒风味款甚至达到24 g/100 g，其中饱和脂肪占比高达50%以上，热量曲线追平甚至超过了五花肉。更糟糕的是，这些植物油脂在油炸复热时还会二次氧化，生成促炎的醛类物质，让心血管风险升高。

第二重陷阱是味觉的糖盐双杀。大豆本身清淡寡味，为了模拟肉香，配方里必须加入酵母抽提物、酱油粉、烟熏香料，再用麦芽糊精和糖浆调出焦香回甘。香港消费者委员会 2024 年抽检发现，60% 的即食素肉属于“高钠”食品（≥ 600 mg/100 g），一块掌心大小的素汉堡排就能贡献 500 mg 钠，占全天钠摄入量上限的四分之一；而看似不甜的素鸡块，每 100 g 竟暗藏 10 g 添加糖。高钠让水分滞留，高糖刺激胰岛素飙升，双重作用下，水肿与脂肪合成被同时按下加速键。

第三重陷阱是营养失衡问题。大豆分离蛋白虽然氨基酸组成较完整，但缺乏蛋氨酸，单独食用时人体吸收利用率比乳清蛋白或牛肉蛋白低 10% ～ 15%。如果产品配方中没有添加豌豆蛋白或小麦蛋白进行营养互补，这种营养缺口会更加明显。长期将加工素肉作为唯一蛋白质来源，会导致维生素 B12、血红素铁和 DHA 等重要营养素摄入不足，进而影响红细胞携氧能力，降低基础代谢率，迫使身体进入能量节省状态。《美国临床营养学杂志》2023 年发表的一项追踪研究显示，以加工素肉为主食的减肥组在半年后出现肌肉量减少 1.8 kg 的情况，体脂率反而比均衡饮食组高出 5.2 个百分点。这一结果证实了“体重下降但体型变差”的所谓“瘦胖子”现象。

破解困局的方法并不复杂，但需要把“素”从营销口号还原成食材本身。把素肉降级为偶尔解馋的配角：每餐控制在 50 ～ 80 g，优先选脂肪≤ 5 g/100 g、钠≤ 300 mg/100 g、配料表干净到一眼能数完的产品；主菜换成低温烘烤的豆腐、鹰嘴豆、藜麦或天贝，它们不仅蛋氨酸充足，还能提供膳食纤维与镁、钾，帮助排钠消肿；每天一杯强化维生素 B12 的燕麦奶或一小把亚麻籽，补上植物饮食最容易缺失的微量营养素；最后，把油炸换成气炸或平底锅干煎，一口下去依然外酥里嫩，却少了约 100 kcal 的油脂“炸弹”。只有当天然食材重新占据餐盘中央，加工素肉退居点缀，植物基饮食才能真正兑现轻盈与健康的承诺。

（二）完全拒绝碳水化合物和脂肪？身体崩溃的“无声抗议”！

很多人把“减肥＝戒碳水化合物＋戒脂肪”当作一种可行的健康理念。然而，这种极端的饮食方式并不一定适合每个人。事实上，碳水化合物和脂肪是人体必需的营养素，它们在维持正常生理功能和健康中扮演着重要角色。碳水化合物作为大脑和神经系统唯一“直供”的燃料，是人体的主要能量来源，长期不摄入碳水化合物会让脑袋像处于节能模式的手机一样，反应迟钝、情绪暴躁，夜间还可能触发“碳水化合物反噬”式暴食。全谷物、水果和蔬菜中的复杂碳水化合物不仅能提供能量，还富含纤维、维生素和矿物质。戒掉这些健康碳水化合物可能会导致能量不足、消化不良，甚至缺乏营养。同样，脂肪是人体不可或缺的营养素之一，脂肪不是“反派”，而是激素的“原材料”。脂肪不仅为身体提供能量，还帮助吸收脂溶性维生素（如维生素 A、维生素 D、维生素 E 和维生素 K），并保护器官、维持细胞结构和生产激素；缺了它们，皮肤干涩、月经“出走”、代谢“罢工”都会“排队报到”。选择健康的脂肪来源，如鱼类、坚果、橄榄油和鳄梨，可以促进心血管健康，减少炎症。

聪明的做法不是“一刀切”，而是“换队友”：通过均衡饮食和适量运动的结合正确减肥；减少摄入高糖高脂的加工食品和饮料，增加蔬菜、水果、全谷物和优质蛋白质的摄入，可以实现健康的体重管理。同时，定期进行有氧运动和力量训练，不仅能“燃烧”卡路里，还能增强肌肉质量，提高新陈代谢率。很多人减肥时把碳水化合物和脂肪当成洪水猛兽，米饭不敢吃第二口，青菜只敢用清水涮。结果往往是：白天脑袋像糊了浆糊，夜里突然暴吃一大碗面，第二天又陷入自责。长期戒掉碳水化合物不仅让人情绪低落、注意力涣散，还会刺激身体分泌更多饥饿激素，瞬间击垮意志力。正确做法是“换油不换锅”：把白米换成糙米、燕麦，把猪油换成橄榄油、牛油果油，总量控制在拳头大小的碳水化合物+拇指大小的健康脂肪即可。这样既能让大脑持续供能，又能稳住激素和情绪，真正做到“吃得满足，瘦得安心”。总之，减肥并不意味着要完全戒掉碳水化合物和脂肪，而是要选择健康、营养丰富的食物，保持饮食多样化，并结合适当的运动。这样，你不仅能达到理想的体重，还能拥有更健康的身体和更长久的幸福感。

（三）酵素与代餐粉的真相：揭开商家的营销话术

将减肥希望寄托于“神奇小药丸”“网红酵素”或“代餐奶昔”，看似为体重安装了“一键卸载”功能，实则往往陷入“卸载后自动重装”的恶性循环，甚至可能导致“系统崩溃”。市面上多数减肥产品违规添加泻药或利尿剂，通过刺激排泄制造体重快速下降的假象，实际上减去的只是水分和肠道内容物，脂肪纹丝未动。一旦停止使用，水分重新蓄积，体重立即反弹，还可能因电解质失衡引发心悸、乏力、腿抽筋等症状。那些标榜“饱腹黑科技”的代餐产品，其配方往往只是廉价碳水化合物搭配少量蛋白质，维生素和矿物质含量严重不足。长期替代正餐可能导致脱发、月经紊乱、免疫力下降等健康问题。更值得警惕的是，这类产品将本应培养健康饮食习惯的进食过程，简化为机械的“摇杯”行为，导致使用者既未掌握科学营养知识，也失去了烹饪健康低热量餐食的能力，最终不可避免地走向复胖。

科学共识明确指出，没有任何产品能替代“热量缺口＋运动＋长期习惯”的健康减重原则，这三点构成稳定的三角结构，缺一不可。饮食控制是“基底”——并非要求饿到头晕眼花，而是要在“满足感”

和“适度性”之间找到平衡：用掌心衡量蛋白质，用拳头计量蔬菜，用拇指估算脂肪，将每日热量缺口控制在 300 ～ 500 kcal，这样既能避免身体启动饥荒保护机制，又能持续消耗脂肪储备。运动作为“支柱”，其价值不仅在于即时燃烧热量，更在于向肌肉传递生长信号，每周 3 次、每次 15 ～ 20 min 的深蹲、俯卧撑或弹力带训练，8 ～ 12 周可增加 1 ～ 2 kg 肌肉，这些新增的“代谢引擎”每天能额外消耗 80 ～ 100 kcal，相当于自动完成 20 min 慢跑，同时还能让体重回落时保持紧致线条而非松垮下垂。行为干预则是“斜撑”，因为人类 95% 的行为由环境而非意志力驱动，通过把健康零食放在视线 1 m 内、高糖饮料移到冰箱底层、外卖软件默认排序设为“低热量”、运动鞋放在门口等微小环境设计，就能在不知不觉中将“坚持”转化为“顺手”，最终让健康生活方式自然融入日常。

与其把希望寄托在“一瓶酵素”或“一盒代餐”上，不如重新规划预算：一百元能买到三斤新鲜鸡胸肉和两斤五色时蔬，切好分装冷藏，一周的优质蛋白午餐就有了着落；再加两百元换双轻量缓震跑鞋，每天提前一站下车，通勤路就变成了 6 000 步的天然健身课堂；最后花十元买本便携笔记本，随手记录每日饮食和身体感受，这比任何算法都更了解你的体质密码。这三笔开支加起来还不及一顿网红代餐的花费，却能将“热量缺口 + 运动 + 习惯”真正融入生活，让体重管理从突击战转变为持久的生活方式。记住，体重管理不是短跑冲刺，而是终身马拉松。当你搭建好这个稳固的三角体系，就不再需要寻找“神奇按钮”，而是获得了一把能用20年的健康钥匙。

（四）无糖饮料：零热量的“减肥救星”，还是隐藏的“体重陷阱”？

在高温季节，冰镇无糖碳酸饮料因其清爽口感且几乎不含热量的特点，成为许多体重管理者的首选饮品。然而临床观察显示，部分人群在完全替换含糖饮料后，体重并未出现预期下降，甚至呈现上升趋势，这一现象引发了科学界的关注。从营养学角度分析，无糖饮料确实具有显著优势：通过使用高甜度甜味剂（如阿斯巴甜、安赛蜜等人工甜味剂或赤藓糖醇、甜菊糖苷等天然代糖），在保持甜度的同时将单瓶饮料热量控制在5 kcal以下。以330 mL装为例，普通可乐含糖量约140 kcal，而无糖可乐热量趋近于零。现有研究证实，用无糖饮料替代含糖饮料确实能有效降低每日热量摄入。但为何会出现体重不减反增的现象？最新研究指出可能机制包括：甜味受体异常激活、肠道菌群改变、食欲调控紊乱等生理途径的影响。

1. “甜味欺骗”大脑，可能激发食欲

在漫长的进化过程中，我们的大脑和身体形成了“甜味 = 能量

（糖）”的紧密联系。当你喝下甜甜的无糖饮料时，舌头尝到甜味，并向大脑传递信号：“有能量来了！”然而，身体随后发现实际摄入的能量（热量）为零。这种反复的“欺骗”可能会扰乱大脑的预期。长期下来，大脑可能对这种“假甜”信号产生困惑或不满，反而激发你对真正高热量、高糖高脂食物（如蛋糕、饼干、油炸食品）的渴望，导致你在不知不觉中吃下更多东西来“补偿”。

2. 可能影响肠道“小居民”（菌群）

我们的肠道内生活着数以万亿计的细菌（菌群），它们在健康维护和体重管理等方面发挥着重要作用。一些前沿研究发现，部分人工甜味剂（并非所有，尤其是糖精、三氯蔗糖在动物实验和部分人体研究中）可能改变肠道菌群的种类和平衡。具体而言，这些甜味剂可能抑制某些有益菌群的生长，同时促进与炎症、代谢问题相关的菌群繁殖。这种失衡可能引发轻微的慢性炎症，甚至影响身体调节血糖的能力（如导致胰岛素抵抗）。长期来看，可能增加肥胖和代谢疾病的风险。

3. “胰岛素疑云”（存在争议）

有理论认为，甜味剂可能通过刺激口腔和肠道中的甜味感受器，促使身体预先分泌胰岛素（一种帮助降低血糖的激素），即使没有真正的糖分进入血液。如果这种情况反复发生，理论上可能导致身体细胞对胰岛素的敏感性下降（胰岛素抵抗），而胰岛素抵抗与体重增加和 2 型糖尿病风险升高相关。然而，目前大多数针对人体的短期研究并未观察到无糖饮料会引起明显的血糖或胰岛素水平剧烈波动。其长期影响仍需更多高质量研究来验证。

除了潜在的生理影响，最大的问题往往源于人们的心理作用——“零卡光环”效应：许多人认为“既然饮料是零热量的，多吃点也无妨”。这种补偿心理容易导致饮食控制松懈，进而摄入更多其他高热量食物，最终造成总热量摄入超标。这才是无糖饮料可能引发肥胖的最常见原因。

（五）水果代餐能瘦身？果糖暗藏的代谢陷阱！

当“晚餐只吃水果”被当成减肥捷径，许多人用半个西瓜或一盆葡萄代替正餐，却忽略了其中的代谢风险。果糖与葡萄糖的代谢路径不同：葡萄糖可被全身细胞直接利用，而果糖几乎全部在肝脏代谢。一旦摄入量超过 50 ～ 75 g（约三个苹果或 400 g 西瓜），肝脏将多余的果糖转化为脂肪，新生脂肪生成比例可由平时的 1% ～ 3% 升至 10% ～ 18%。

看似清爽的水果餐其实热量不低。半个可食用部分为 1 kg 的西瓜含 300 ～ 350 kcal 热量，相当于 1.3 碗米饭；一杯 300 mL 鲜榨橙汁含 20 g 以上的果糖，热量约为 120 kcal。若长期以水果代餐，内脏脂肪面积可增加约15%，腰围增加2～3 cm。荔枝、芒果每100 g含果糖8～10 g，葡萄、樱桃的果糖含量为6～8 g/100 g，稍不注意就会超过每日安全摄入量。

为控制果糖摄入，建议每日总量不超过体重（kg）×0.5 g，例如，60 kg体重者应限制在30 g以内。优先选择草莓、西柚等低糖果品，其每100 g仅含2～4 g果糖。最佳食用时机是运动后30 min内，此时肝脏糖原储备较低，果糖更易转化为糖原而非脂肪。苹果皮所含的果胶纤维可延缓果糖吸收速度。若搭配无糖酸奶，其中的乳清蛋白还能帮助稳定血糖水平，减少代谢波动。

真正需要警惕的不是水果本身，而是把“水果当饭吃”的单一模式。均衡膳食、控制总量，才是合理摄入果糖的正确方式。

二、运动陷阱

（一）局部减肥：瘦腿、瘦腰是智商税吗?

“每天200个卷腹，肚子就能瘦成马甲线？”这个说法听起来很美好，实际上却是个误区。脂肪的燃烧是全身性的，就像抽水机从“总油箱”统一抽取燃料，而不是想抽哪里就抽哪里。大量研究证实，仅靠卷腹、抬腿等腹部训练虽然可以增强腹直肌，却几乎无法单独减掉覆盖在肌肉上的脂肪。最终结果往往是：腹肌增厚了，腰围却没有明显变化。

把减脂想成“烧柴取暖”：有氧运动就像火钳，持续 30 min 以上的有氧运动，如跑步、游泳或骑行，每周 3 到 4 次，一次次把柴送进炉膛，让火苗持续跳跃；力量训练则是塞进炉膛的硬木，深蹲、硬拉、俯卧撑等复合力量动作，它们不仅能当场消耗能量，更能在训练后 24 ～ 48 h 内持续“加热点火”。大肌群被唤醒后，身体需要更多能量来修复和生长，于是基础代谢率被抬高，它们在火焰里慢慢炭化，燃烧结束后依旧散发热量，使余温久久不散；饮食控制则是那扇精准调节的风门：把每天的总热量目标量设定为只比日常消耗低 300 ～ 500 kcal，相当于少喝一罐含糖饮料、多添半盘鸡胸肉和西蓝花，既不给身体拉响“饥荒警报”，又保证蛋白质和高纤维蔬菜充足，让肌肉有砖瓦可修、肠胃有纤维可扫。就像是给风门留一条细缝，既不让空气过量而迅速烧空柴堆，也不让氧气不足导致火苗熄灭。风门过小，炉火会闷灭；风门过大，整桶柴会瞬间灰飞烟灭，热量也随之消失。唯有火钳不断添柴、硬木提供长效热源、风门精确控制，三者默契配合，才能保证炉火持久又省柴，把整桶“脂肪柴”慢慢烧成灰烬，带来持续而稳定的温暖。

当体脂率整体下降时，腹部脂肪自然随之减少；再配合核心训练，线条才会显现出来。记住：没有局部减脂的神奇方法，只有通过全身减脂配合局部塑形的科学方式才能达成目标。

（二）运动时长=减脂效果？当心掉入过度训练陷阱！

许多减肥者存在一个认知误区，认为运动效果与运动时长和疲劳程度成正比。他们错误地认为，只有在健身房或跑道上将自己练到精疲力竭、持续数小时，才算有效锻炼，才能燃烧更多脂肪。这种“没有痛苦就没有收获”的极端观念，往往导致过度训练问题的发生。然而，人体并非永动机，忽视身体承受极限的代价十分严重。首要风险是运动损伤概率显著增加，当疲劳的肌肉、韧带和关节在过度负荷下持续工作，就像绷紧的弦随时可能断裂，跑步膝、肌腱炎、应力性骨折等运动损伤便会频繁出现。这些损伤不仅带来痛苦，更会迫使运动计划中断，使减肥进程停滞甚至倒退，形成练得狠、伤得重、停得久的恶性循环。

过度训练对机体生理环境的系统性破坏更为隐蔽且危害深远。身体长期处于超负荷状态时，压力激素皮质醇会持续维持在异常高的水平。长期高皮质醇水平不仅无助于减肥，反而会阻碍脂肪分解并促进脂肪堆积，成为顽固脂肪特别是腹部脂肪的重要帮凶。更严重的是，它会引发肌肉分解，导致肌肉流失，基础代谢率下降，即使在休息时热量消耗也会减少，这与减肥目标完全相反。此外，高皮质醇还会损害免疫功能，干扰深度睡眠，扰乱食欲调节，使人陷入易生病、易疲劳、食欲紊乱的亚健康状态。从心理层面看，这种自我折磨式的运动模式将本该愉悦的锻炼变成痛苦负担，容易产生强烈倦怠感和挫败感，最终可能导致彻底放弃运动。

要走出越累越好的误区，关键在于理解运动科学本质。身体的适应、肌肉的生长、脂肪的有效燃烧主要发生在运动后的恢复期，而非运动时的痛苦时刻。真正的运动效果取决于运动刺激与恢复能力的平衡。盲目追求更长时间、更累不仅效率低下，还可能适得其反。科学运动强调质量优于数量、循序渐进的原则。应该注重动作标准以精准刺激目标肌群并预防损伤，保持适当强度，比如，维持有效燃脂心率区间，同时结合多样化的训练模式，包括力量训练、高强度间歇训练和中等强度有氧运动的合理搭配。此外，必须重视恢复的重要性，每周安排 1～2 天完全休息或低强度活动，保证优质睡眠，合理补充营养，及时关注身体信号，避免在过度疲劳时强行训练。要记住，运动的根本目的是促进健康而非损害健康。适度挑战配合充分恢复，才能持续提升代谢效率，安全有效地实现持久减脂和健康改善。健康是无价的宝贵财富，值得我们用更科学的方式去追求和维护。

（三）汗水并非脂肪的眼泪：走出运动减脂的认知误区

许多人误将运动时的大汗淋漓视为脂肪燃烧的直接证据，甚至认为出汗越多减脂效果越好。这种“出汗等于燃脂”的普遍认知，实际上是对人体生理机制的误解。出汗是人体调节体温的重要方式，当运动产生的热量使体温升高时，神经系统会通过排汗来散热。汗液的主要成分是水分、电解质和少量代谢废物，并非脂肪分解的产物。将出汗量与脂肪消耗量划等号，就像用空调排水量来衡量制冷效果一样，是对生理过程的根本性误解。

受此误区影响，不少减肥者采取极端方式追求“暴汗”效果：穿着不透气的暴汗服、用保鲜膜包裹身体或在高温环境下强行运动。这些做法阻碍了正常的汗液蒸发，造成大量汗水积聚在体表，虽然会产生“汗如雨下”的假象和短暂的体重下降，但实际上只是水分流失导致的脱水现象。这种人为制造的“桑拿效应”存在多重健康风险：可能引发严重脱水，导致头晕、乏力甚至热射病等危及生命的状况；大量电解质流失会造成体内电解质紊乱；皮肤长期处于潮湿环境容易引发痱子等皮肤问题。更重要的是，这些额外的不适感不仅不能增加脂肪消耗，反而会降低运动表现和可持续性，甚至让人因难以忍受而放弃运动。

要科学评估运动减脂效果，需要了解脂肪主要通过呼吸作用以二氧化碳形式排出体外，汗液并非主要途径。有效的燃脂运动关键在于达到并维持适当的运动强度（通常为最大心率的 60% ～ 70%），并保持足够的持续时间（如中等强度运动 30 min 以上）。衡量减脂效果应该关注腰围、臀围等身体围度的变化、体脂率的下降趋势、日常活动能力的提升及衣物宽松度等实际指标。同时，运动的舒适性和可持续性同样重要：在体感舒适、安全可控的强度下坚持运动，其长期健康收益和减脂效果远优于追求短暂“暴汗”的痛苦体验。环境温度、个人体质等因素都会影响出汗量，在适宜环境中进行科学强度的运动，其实际燃脂效率可能远超高温下被动出汗的运动效果。归根结底，运动应该以促进健康为目的，而非陷入盲目追求出汗量的误区，只有坚持科学的运动方式和耐心的长期观察，才能实现有效的减脂和持久的健康。

（四）运动后不敢进食？你可能错失了运动的最大收益！

许多人在完成高强度训练后对进食产生犹豫甚至恐惧，陷入运动后进食会抵消运动效果的误区。这种心理源于对运动能量代谢的片面理解，只关注运动过程中的热量消耗，却忽视了运动后身体修复的重要窗口期。实际上，完整运动的价值不仅在于训练时的热量燃烧，更在于运动后身体修复与重建的潜能。刻意回避运动后营养补充就像播种后拒绝浇水，轻易放弃了构建身体更强健、代谢更活跃的重要机会。

当你在运动后选择饿肚子时，身体正面临关键的营养缺口。特别是力量训练或高强度间歇训练后，肌肉纤维出现微损伤，能量储备大量消耗。此时身体急需营养补充来启动修复机制。运动后 30 min ～ 2 h的营养窗口期内，肌肉对蛋白质和碳水化合物的吸收效率显著提升。若此时不进食，身体不仅无法有效修复，还可能分解肌肉蛋白来供能，导致肌肉流失降低基础代谢率，反而容易发胖，还影响下次训练效果，增加受伤风险。

运动后的营养补充绝非简单的进食行为，而是需要科学规划时机与食物的智慧选择。关键在于准确理解并满足身体在特定恢复时段的独特需求。理想的运动后营养补充应当包含优质蛋白质和适量碳水化合物这两类关键营养素。优质蛋白质来源包括乳清蛋白、鸡蛋、鱼类和豆制品等，这些食物能够有效修复受损肌纤维并促进肌肉蛋白合成；同时需要搭配全麦面包、香蕉或燕麦等碳水化合物，它们可以快速补充消耗的肌糖原储备，为身体恢复提供必要能量，并通过促进胰岛素分泌来帮助氨基酸更有效地进入肌肉细胞。最佳的补充时机是在运动结束后 60 ～ 90 min，具体补充量需要根据个人的运动强度、持续时间和全天热量摄入目标来合理调整，建议从 20 ～ 30 g 蛋白质配合适量碳水化合物开始尝试，碳水化合物的量通常控制在蛋白质质量的 0.5 ～ 1 倍。这种科学的营养补充方式所提供的总热量远低于一次有效训练的能量消耗，完全不会抵消运动成果，反而能够完美契合运动后身体的特殊需求状态，将训练带来的刺激高效转化为实际的身体建设成果，表现为肌肉组织得到充分修复甚至实现增长，基础代谢率获得提升，体能恢复速度明显加快，为后续更高强度、更高质量的训练打下坚实基础。这样就形成了一个持续强化的良性循环：运动提供建设性刺激，及时的营养补充提供建设材料，身体实现正向适应，最终支撑更出色的运动表现。因此，基于科学知识的运动后营养补充绝不是对运动努力的抵消，而是确保每一次训练都能同时获得即时燃脂和长效建设的双重效益，真正实现运动超越热量消耗的深层价值，最终帮助塑造更强健、更具活力的身体状态。让明智的营养选择成为最大化运动收益的关键所在。

（五）减肥真的只需要“管住嘴、迈开腿”吗？

你以为减肥只需要“少吃多动”就够了吗？事实上，睡眠质量和压力调节同样起着关键作用。

深夜刷手机时，屏幕蓝光会抑制褪黑素分泌，让大脑误以为仍处于白天。研究发现，长期只睡 5 ～ 6 h 的人，早晨皮质醇水平比睡眠充足者高出 37%，同时伴随更明显的血糖波动和脂肪合成酶活性升高。这意味着，每一次熬夜都在为身体囤积“应急脂肪”。

熬夜和高压状态会触发一系列生理机制的连锁反应，科学研究表明睡眠不足会导致次日清晨饥饿素水平显著上升而瘦素分泌明显减少，这种激素紊乱会让大脑误判身体处于能量不足状态，从而诱发对高糖高脂食物的强烈渴求。长期压力会重塑大脑奖赏系统，将普通零食转变为情绪调节工具，当情绪波动时人们会本能地寻求高热量食物获得短暂安慰。更关键的是，睡眠剥夺会直接削弱前额叶皮层的控制功能，这个负责理性决策的脑区在缺觉时活性降低，导致夜间更容易出现暴食行为。值得注意的是，这种饮食紊乱会通过影响血糖和胰岛素敏感性加剧脂肪堆积。研究表明连续两晚睡眠不足就会显著降低胰岛素敏感性，而持续升高的压力激素会促进腹部脂肪积累，这些变化共同构成了睡眠不足—代谢紊乱—体重增加的恶性循环，因此保证充足睡眠和有效压力管理对体重控制至关重要。

要让睡眠和压力这对“隐形操盘手”重新为减脂效力，其实无须彻底改变生活方式，只需像给手机充电一样，在日常生活中加入几个“微习惯”。晚上先将卧室打造成“睡眠充电站”：设定固定就寝闹钟，提前 0.5 h 将所有电子设备调至勿扰模式，切换为暖黄灯光，让褪黑素自然分泌；若需要背景音乐，可选择 10 min 的雨声或白噪声，帮助心率平稳过渡到深睡状态。白天则利用碎片时间进行“压力管理”：通勤时尝试 4–7–8 呼吸法（吸气 4 s、屏息 7 s、呼气 8 s），四个循环即可降低 20% 以上的皮质醇水平；午休后用 10 min 正念冥想整理思绪，专注呼吸或步伐。运动方式也可以多样化：将 30 min 高强度训练拆分为两次 15 min 的快走、瑜伽或爬楼梯，既能持续释放内啡肽，又避免身体过载。当睡眠稳定在 7 ～ 8 h，压力波动趋于平稳，饥饿素和胰岛素恢复正常节律，脂肪代谢就会进入高效状态，体重也将稳步下降。这些看似微小的调整，实则是通过改善生理节律来优化代谢功能，让减脂过程更加自然持久。

三、心理魔咒

（一）运动后的“犒劳”，是奖励还是陷阱？

许多人运动完会瞬间被“奖励模式”唤醒：街边的奶茶、芝士蛋糕、小烧烤像闪光的宝箱，大脑自动弹出提示：“今天练得这么辛苦，该犒劳一下”。但现实很残酷：普通人慢跑 1 h 只消耗 400 ～ 600 kcal 热量，而一块 100 g 的芝士蛋糕就能轻松送出 450 kcal 热量，外加大量糖和饱和脂肪；一杯 500 mL 的全糖奶茶会增加 300 ～ 400 kcal 热量。十串小烧烤串的热量为 500 ～ 600 kcal，三者相加突破 1000 kcal。结果，你辛苦跑掉的脂肪又被光速“请回”，还可能附赠血糖波动和额外的胰岛素分泌，让脂肪合成更高效。

运动后身体确实需要补充营养，但关键在于选择优质营养来源。要实现真正的运动效果，建议采用科学补给方案：首先饮用 300 mL 清水补充水分，在训练结束后 30 min 内及时补充 20 ～ 30 g 蛋白质，可选择 1 个水煮蛋搭配 1 杯牛奶，或 100 g 即食鸡胸肉，同时配合适量水果补充糖原。这种补给方式既能促进肌肉恢复，又不会抵消运动产生的热量消耗。需要明确的是，运动不是放纵饮食的借口，而是科学营养补充的开始。

（二）你被体重秤的数字“绑架”了吗？

许多人每天紧盯着体重秤上的数字变化，看到数字下降就误以为成功减脂，殊不知这个简单的数字包含了水分、肌肉、骨骼和脂肪等多种成分。真正决定健康与体型的关键在于身体成分的优化，即脂肪比例的下降和肌肉量的保持或增加。常见的快速减重方法往往导致肌肉流失和基础代谢率降低，这是因为极端节食或过量有氧运动会优先消耗肌肉组织和水分。肌肉组织含水量较高，短期内确实能让体重快速下降，但会造成静息代谢率持续下滑。当恢复正常饮食后，脂肪组织会快速堆积，导致体重反弹，身体变得松软，体围增加，最终形成代谢率降低、更容易发胖的恶性循环。要真正实现健康减脂，需要关注身体成分的改善而非单纯的体重数字变化。

真正有效的减脂需要科学规划和系统执行。体重数字只是表面指标，体脂率和腰围才是反映身材变化的可靠参数。以 60 kg 体重为例，肌肉量充足的人 70 cm 腰围就能呈现马甲线，而肌肉量不足者 78 cm 腰围可能仍有明显赘肉。要实现理想体型，必须将力量训练纳入日常计划，而非仅依赖有氧运动或节食。深蹲、俯卧撑、弹力带划船等复合动作能同时激活多个肌群，有效维持肌肉量。持续 8 周规律训练可提升 5% 基础代谢率，相当于每日额外消耗 80 ～ 100 kcal 热量。建议每周固定时间测量体脂率和腰围，体脂下降 1% 或腰围缩减 1 cm 才是真正的减脂进展。科学的减脂理念是减少脂肪的同时保持肌肉，这样既能维持代谢水平，又能塑造紧致体型。通过力量训练强化的身体就像升级的代谢引擎，静息时燃脂效率更高，运动时表现更出色。你可能会发现体重变化不明显，但体能和体型明显改善。日常可穿插碎片化训练，如晨间刷牙时做 20 次提踵唤醒小腿肌群，午休后完成 15 次靠墙俯卧撑激活胸肩，晚间利用弹力带进行划船训练强化背部。这些肌肉组织就像高效的代谢电站，当体脂达到理想范围后，它们会持续提升能量消耗效率，使好身材得以长期维持。

健康减重的关键在于建立科学的生活方式体系。研究表明，充足睡眠（7 ～ 9 h/d）能稳定瘦素和饥饿素水平，将暴食风险降低 45%；有效压力管理可使皮质醇波动减少 30%，避免情绪性进食；规律饮食能维持血糖平稳，防止代谢率下降。这些生活因素与科学饮食和适度运动形成协同效应，共同构建不易反弹的减重机制。实践显示，采取这种综合干预的减重者，其三年维持率是单一节食者的 3.2 倍，真正实现了健康体重的长期稳定。

因此，当你再次站在体重秤上看到数字下降时，请思考一个关键问题：这些减少的体重究竟来自脂肪、肌肉还是水分？科学减重的本质在于通过体成分分析明确减脂效果，而非单纯追求体重数字的变化。临床数据显示，采用科学方法监测体脂率变化的减重者，其健康指标改善率比仅关注体重者高出 62%，且反弹概率降低 75%。只有建立以体脂率为核心的评估体系，才能真正实现健康、持久且不反弹的减重效果。

（三）打破“全有或全无”的减重迷思

“全有或全无”的极端减肥心态往往导致恶性循环。在减肥初期，人们常设定严苛标准，比如，严格限制每日摄入 800 kcal 或完全禁食零食。然而一旦出现微小偏差，如聚餐时多吃了几口，这种极端心态就会立即转向另一个方向，产生“既然已经破戒，不如放纵到底”的心理。心理学将这种从严格控制到完全放纵的转变称为“破堤效应”。研究显示，这种心理机制会将一次小小的饮食偏差放大为全面失控，后续的补偿性暴食通常会造成远超原计划的热量摄入，导致体重在 48 ～ 72 h 内快速反弹。

神经科学研究揭示了极端节食行为背后的神经机制。功能性磁共振成像（functional Magnetic Resonance Imaging，fMRI）研究显示，当节食者面对禁忌食物时，其前额叶皮质（负责自我控制）的神经活动会显著增强。然而在摄入第一口禁忌食物后，该脑区的活动水平会迅速下降至基线以下，与此同时，伏隔核（大脑的奖赏中枢）对高热量食物的神经反应增强 2 ～ 3 倍。这种神经活动的变化导致自我控制功能暂时失效，而奖赏系统则占据主导地位。后续的生理变化，包括皮质醇水平上升和胰岛素波动，会进一步强化对高糖高脂食物的渴求，从而形成心理依赖与生理反应相互强化的负面循环。

要克服极端节食心态，关键在于建立弹性的饮食管理策略。科学研究表明，在饮食计划中预留适度灵活空间能显著提升减重效果：当受试者在偶尔饮食超标后采取温和补救措施（如下一餐减少 200 kcal 或散步 30 min），其暴食概率可降低 40%，三个月体重维持率提高 1.8 倍。具体实施方法包括：首先预留每日总热量 10% 的机动空间，允许适量享受喜爱的食物；其次建立饮食记录系统，详细记载每次饮食偏差的具体情况、当时情绪状态及后续调整方案，将负面情绪转化为具体行动；最后在摄入计划外食物后立即暂停进食 5 min，帮助前额叶皮层恢复控制功能，阻断奖赏系统的过度激活。通过持续的小幅调整，这种渐进式的体重管理方法有效降低“全有或全无”思维模式的影响，使体重变化曲线更加平稳可控。

打卡手账

第七章

未来减重黑科技

一、肠道菌群移植：用“瘦子菌”打败肥胖？

人体肠道内栖息着数以万亿计的微生物群落，这些微生物在营养代谢过程中发挥着关键作用。研究表明，个体间肠道菌群组成的显著差异与体重调节密切相关，这种微生物群落结构的特异性可能是决定个体肥胖易感性的重要因素之一。

研究人员设计了一项严谨的肠道菌群移植实验。他们选取了一对基因高度相似但体型差异显著的同卵双胞胎（姐姐肥胖，妹妹体重正常），将其肠道微生物分别移植至两组无菌小鼠体内。所有实验小鼠均饲喂相同的高脂饲料。数周后观察发现：移植肥胖者菌群的小鼠体脂含量显著增加，而移植正常体重者菌群的小鼠体脂积累仅为前者的一半。当两组小鼠共同饲养时，微生物群落的水平转移显著减缓了肥胖小鼠的体重增长速率。该研究证实，在相同饮食条件下，肠道菌群组成是影响体重变化的关键因素。

问题的核心，其实是一支名叫短链脂肪酸（short chain fatty acids，SCFA）的微型部队。可以把肠道想象成一座昼夜运转的发电厂：瘦菌群拥有高效机组，能把膳食纤维当作“原木”，迅速发酵成大量短链脂肪酸；而胖菌群的机组老旧，产量低得可怜。别小看这些分子，它们身兼三职，堪称“多面特工”。第一重身份是“通讯兵”：短链脂肪酸直接拨通肠道内分泌细胞的“电话线”，催促它们释放 GLP-1

和酪酪肽（peptide YY，PYY），这两种激素就是即时送达大脑的“饱腹短信”，让食欲在几分钟内按下暂停键。第二重身份是“减速器”：短链脂肪酸在脂肪细胞门口安装两个感应器——游离脂肪酸受体 3（free fatty acid receptor 3，FFAR3）和游离脂肪酸受体 2（free fatty acid receptor 2，FFAR2），像智能门禁一样减弱胰岛素信号，阻止多余热量被锁进脂肪仓库。第三重身份则是“消防员”：短链脂肪酸能降低慢性炎症水平，让胰岛素受体保持敏感，避免“胰岛素抵抗”这座肥胖大门被推开。

研究表明，肠道菌群的结构组成直接影响其代谢功能。肥胖个体的肠道微生物群落通常以厚壁菌门和特定拟杆菌属为主，这些菌群具有高效的能量提取能力，促进多余热量转化为脂肪储存。相比之下，瘦型个体的肠道菌群富含双歧杆菌和罗斯氏菌等能够高效产生短链脂肪酸的菌种，这些微生物更倾向于促进能量代谢而非储存。这种功能差异导致相同食物在不同个体中可能产生截然不同的代谢结局。目前，科研人员正在探索将特定益生菌株开发为微生物干预制剂的可能性，以期通过调节肠道菌群组成来改善代谢健康。尽管相关临床应用仍须进一步验证，但这些发现为体重管理提供了新的干预思路，强调了肠道微生态平衡在代谢调控中的重要性。

目前，肠道微生物研究领域正在深入探索菌群与宿主的相互作用机制。多项研究表明，通过优化膳食结构（如增加膳食纤维摄入）和保持规律运动（特别是有氧运动），能够显著改变肠道菌群组成，促进双歧杆菌等有益菌群的增殖和代谢活性，从而改善宿主的能量代谢平衡。这些干预措施主要通过为特定菌群提供适宜的生长底物和改善肠道微环境来实现对微生物群落的调控。

最新研究表明，肠道菌群与神经内分泌系统存在双向调节机制。临床数据显示，肥胖患者常伴随焦虑和压力水平升高，这些心理状态改变会通过下丘脑—垂体—肾上腺轴影响肠道微环境，导致菌群失调。基于这一发现，现代体重管理方案已整合心理干预措施，其中冥想、瑜伽等身心调节技术被证实可通过降低皮质醇水平、调节自主神经功能等途径改善肠道菌群平衡。这种多靶点干预策略为肥胖治疗提供了新思路。

最新研究揭示了肠道菌群与宿主遗传因素之间的复杂互作关系。虽然基因多态性确实影响个体的基础代谢率和体脂分布特征，但肠道微生物组的研究表明，其代谢调节功能可能部分抵消遗传易感性。通过靶向调节特定菌群（如增加产短链脂肪酸菌属的比例），有望干预肥胖相关基因的表达调控网络，这为突破遗传限制的个性化体重管理提供了潜在的新途径。

随着肠道微生物组研究的不断深入，个性化菌群调控方案将成为未来健康管理的重要方向。通过先进的微生物检测技术，个体能够全面评估自身肠道菌群组成特征，并据此制定精准的营养干预、运动方案和心理调节策略。这种基于微生物组学的健康管理方法将彻底改变传统体重管理范式，使肠道菌群从潜在的代谢紊乱因素转变为可精确调控的健康促进工具。微生物组科学的发展正在推动建立全新的健康干预体系，通过优化宿主与微生物群的互作关系，实现更有效的代谢健康管理。

二、人工智能减肥：智能应用如何定制你的专属方案?

随着人工智能技术的快速发展，人工智能（artificial intelligence, AI）在健康管理领域的应用日益广泛，体重管理领域也不例外。当前，众多基于人工智能技术的体重管理应用程序能够为用户提供个性化的健康干预方案。与传统营养咨询相比，这些智能应用具有实时响应、持续监测和数据分析等优势。通过整合移动设备的图像识别、语音交互和生物传感器等技术，这些应用可以实时采集用户的健康行为数据，并转化为可执行的健康建议。那么，如何有效利用这些智能工具来制定科学合理的体重管理方案呢?

基于人工智能的体重管理应用通常采用多维度数据采集方法。在初始阶段，系统会通过标准化问卷收集用户的基础生理参数（包括年龄、性别、BMI 等）和生活方式信息（如饮食偏好、运动习惯等）。这些数据构成人工智能分析的基准输入。随后，应用会整合来自可穿戴设备的实时监测数据，包括体力活动水平、心血管功能指标和睡眠质量参数等。通过机器学习算法对这些多源异构数据进行综合分析，系统能够建立个性化的代谢特征模型，并据此生成动态调整的体重管理方案。这种数据驱动的干预方法显著提升了健康建议的科学性和针对性。

现代智能体重管理应用整合了先进的计算机视觉技术，能够通过食物图像分析精确识别餐食组成。系统运用深度学习算法，结合营养数据库，可准确估算食物营养成分和热量含量。基于用户的长期饮食记录和营养摄入分析，人工智能引擎能够生成符合个体代谢需求的膳食建议，在确保热量控制的同时优化宏量营养素配比，实现科学合理的营养干预。

智能体重管理系统的运动模块采用多参数个性化算法，根据用户的基础生理指标（如 BMI、体脂率）、健康状况和训练目标（包括减脂、增肌或维持等不同需求）生成量身定制的运动处方。该系统整合了专业的运动指导资源，包含标准化动作视频库，涵盖有氧运动和抗阻训练的规范演示，并具备实时运动姿态识别与矫正功能，同时提供基于运动生理学的训练强度建议。通过内置的行为分析引擎，系统能够结合用户的作息规律，智能推送饮水提醒、营养补充建议和训练计划提醒。其睡眠监测功能可进行多维度睡眠质量评估，包括睡眠时长、深睡比例和觉醒次数等关键指标，并据此生成针对性的睡眠改善方案，从而构建完整的健康行为干预体系。

这些智能应用采用自适应优化算法，能够基于用户的实时反馈和阶段性进展数据对干预方案进行动态调整。当监测到用户的体重变化未达预期时，系统会启动多维度数据分析流程，重新评估用户的代谢特征、行为模式和干预效果，继而优化运动处方和营养建议的各项参数。这种持续迭代的个性化调整机制显著提升了体重管理方案的科学性和有效性，确保干预措施始终与用户的动态需求保持最佳匹配。

智能体重管理系统整合了完善的行为激励机制。系统通过以下方式提供持续的心理支持：首先，内置的虚拟健康助手采用认知行为疗法原理，为用户提供专业的心理疏导和正向强化；其次，社交模块支持健康数据的安全共享，建立同伴支持网络；最后，基于游戏化设计的成就系统，通过阶段性目标设定和即时反馈奖励，有效提升用户的参与度和依从性。这种多维度的支持体系显著增强了用户在体重管理过程中的心理韧性和行为持续性。

智能体重管理系统通过整合多维数据采集、实时生物监测和自适应算法优化，构建了个性化健康干预平台。该系统采用机器学习技术持续分析用户的生理指标、行为模式和干预反馈，动态调整营养处方和运动方案。这种数据驱动的健康管理方法不仅基于循证医学原理，还融合了行为科学理论，为用户提供涵盖生理监测、营养指导、运动处方和心理支持的全方位干预方案，显著提升了体重管理的科学性、持续性和用户体验。

随着人工智能技术的快速发展，其在健康管理领域的应用日益广泛。现代人工智能系统通过机器学习算法和海量数据分析，能够为个体提供精准的健康评估和个性化的干预方案。这种智能化的健康管理方式突破了传统医疗服务的时空限制，实现了 24 h 不间断的健康监测与指导。

三、中医瘦身小锦囊：调脾胃、通经络，让脂肪自己“溜走”——针灸、按摩、刮痧、埋线一次讲透的中医减肥

中医理论认为，肥胖与脾虚湿盛密切相关。在中医学术体系中，“脾失健运”被视为导致肥胖的关键病机之一。脾主运化水谷精微的功能障碍，会导致水湿代谢失常，形成病理性的痰湿积聚。这种痰湿病理产物可滞留于组织间隙和脏腑之间，影响正常的气血运行。现代研究表明，这种中医证候与机体的代谢紊乱存在一定的相关性，表现为体

液调节失衡和能量代谢异常。

中医将肥胖分为“痰湿”“气虚”“血瘀”三大类型，但根源往往在于“痰湿”，而痰湿的成因正是脾虚。脾虚的人常表现为舌苔厚腻、饭后困倦、四肢沉重，仿佛身体被一层湿毛巾裹住。要打破这个恶性循环，中医的第一策略不是“饿瘦”，而是“调脾祛湿、通经活络”，就像给升降机重新上油、通电，痰湿自然被运出体外，脂肪也就失去了继续堆积的“温床”。

针灸减肥就像给身体安装了一套“远程唤醒系统”，专门激活脾胃这位“升降机司机”。临床最常用的一组“黄金四穴”包括足三里、丰隆、天枢和带脉，它们各司其职：足三里是胃的下合穴，一针下去仿佛按下“加速消化”按钮；丰隆被称为“化痰要穴”，能把黏在血管壁上的痰湿搅散；天枢位于大肠募穴，刺激它等于给肠道装上“推粪机”；带脉横绕腰部，扎上一针如同给松垮的腰腹束上隐形腰带。现代研究将这套传统操作翻译成科学语言：针刺配合低频电针可显著提高迷走神经兴奋性，使胃肠蠕动频率增加30%，胰岛素敏感性提升，脂肪氧化率随之上升。一项随机对照试验显示，坚持8周针灸治疗（隔日一次，10次为一疗程）的受试者比单纯节食组多减掉2.3 kg纯脂肪，腰围平均缩小2.7 cm，且饥饿感明显降低。为了延长“针后效应”，医生还会在耳廓贴上“饥点”和“神门”等耳穴磁珠，就像随身携带的遥控器，帮助你在饭前 30 s 按下“暂停进食”键。

按摩减肥其实是一套徒手“铲痰湿”的微工程，既不用器械也不挑场地，早晚各 5 min 就能开工。核心是两组口诀式动作：先把双手掌心重叠放在肚脐上，像画太极一样顺时针 36 圈、逆时针 36 圈，这叫“太极摩腹”。手掌的温度加上旋转的压力，像给肠道做了一场温和的马杀鸡，结肠蠕动频率立刻提高，前一晚的宿便被推着往前走，小腹的“鼓包”也就悄悄瘪下去。接着移到下肢，找到膝盖内侧下方的“阴陵泉”到脚踝尖上的“三阴交”，用拇指指腹沿脾经路线推 50 次，这是“推脾经”。路线刚好经过小腿最容易水肿的“水分关”，每推一次就像把滞留的水分往排水口赶，推完两条小腿，袜口勒痕明显变浅，腿围当场少 0.5 cm 不是传说。最加分的小技巧是在洗澡时操作：热水先让皮肤毛孔和毛细血管全部张开，再用手温加水压双重助攻，5 min 就能完成一次“自助刮痧”，既省时间又省刮痧板，还能顺手把沐浴乳当润滑，一举两得。坚持两周，你会发现裤腰松了、晨肿退了、大便规律了，原来黏在体内的痰湿真的被徒手一点点“铲”了出去。

刮痧减肥，其实是给身体里的“痰湿管道”做一次人工疏通。操作地图很简单：先找背部膀胱经上的“脾俞”和“胃俞”，大约在第十一、十二胸椎棘突旁开两指宽的位置；再滑到腰侧，沿着“带脉”

这一圈天然“束腰”走线。工具只需要一块牛角板或柔软硅胶刮痧板，蘸上温热精油，单向、匀速、力度适中地各刮拭20次，皮肤表面出现淡红或紫红“痧点”即可停手，这是局部微循环被重新唤醒的信号，而不是越紫越有效。整套动作像用刮刀把黏在内壁的“脂肪淤泥”逐段推向下水道，带走湿浊、疏通淋巴，腰背的僵硬感当场松一圈。出痧后 6 ～ 24 h 内，毛孔处于开放状态，切记避开冷水澡和空调直吹；经期、孕期或皮肤有破损、炎症时，一律按下暂停键。坚持每周一次，配合清淡饮食和适量运动，你会发现裤腰悄悄松了，晨起的水肿也随痧色一起褪去。

穴位埋线被不少白领戏称为“懒人版长效针灸”。操作过程像打一支“超细疫苗”：医生先在你腿上选好经典减肥穴足三里和丰隆，皮肤常规消毒后，用一次性套管针把一段仅 1 ～ 2 cm 长的聚二氧环己酮可吸收蛋白线送进穴位深处。针拔出后，只留下一根比头发还细的线在肌肉层里，整条线在 2 ～ 3 周的时间里慢慢被身体吸收，其间却像 24 h “隐形针”一样持续刺激穴位。神经感受器被温柔唤醒，迷走神经兴奋度上升，胃肠蠕动加快，胰岛素敏感性提高，同时大脑食欲中枢收到“已吃饱”信号，自然吃得少、代谢快。临床统计显示，一次埋线效果相当于连续 15 次传统针灸，平均 4 周可瘦 2 ～ 4 kg，腰围缩小 2 ～ 3 cm；过程中只有蚊子叮般的瞬间刺痛，术后贴个创可贴即可回家洗澡上班。特别适合日程紧张、怕频繁跑医院又想“躺瘦”的现代人。

中医减肥的第一步不是拼命饿自己，而是先给“脾胃升降机”做一次全面保养。清晨用一碗温热的山药小米粥把沉睡的脾胃温柔唤醒，山药健脾、小米和胃，既补能量又不生湿；午餐保持七分饱，细嚼慢咽，让升降机不过载；晚餐少油少盐，像给它做一次减负保养，避免夜间湿气滞留。第二步是用“动则升阳”的小运动把体内阳气点燃：每天快走 6 000 步，或打八段锦 10 min，微微出汗即可，阳气像春风一样在体内流动，痰湿自然随风散去。第三步是把情绪也纳入减肥计划，肝郁则克脾，压力大会让你对甜食产生“救命”般的渴望。睡前 10 min，用拇指顺时针按揉太冲穴，或在手机里放一段古琴《流水》，让气机顺畅，肝气条达，情绪性进食便无处生根。中医减肥不是冲刺，而是一场“体质升级”，脾胃强健、经络畅通，你会发现脂肪像被悄悄点燃的炉火，慢慢化烟而去，且再也不想回头。

四、基因治疗：未来减肥的终极武器?

当科学家第一次把“基因治疗”与“减肥”这两个词并列时，许多人以为这不过是又一个被资本炒作的科幻噱头，毕竟人们早已习惯了各种号称“一劳永逸”的瘦身神话。然而，随着 CRISPR-Cas9、碱基编辑、脂质纳米颗粒递送等技术在短短十年内从实验室走向临床，基因疗法正在把“改造身体”从修辞变成动词。它不再只是修补罕见病患者的缺陷基因，也开始瞄准那些决定脂肪囤积、能量消耗和食欲冲动的代谢开关。2023 年《自然 · 医学》刊登的一项灵长类实验显示，只需在肝脏细胞里调高 PCSK9 基因的微小剪接变体表达，就能让实验猴在高脂饮食下依旧保持苗条，且血脂指标优于对照组 70%。这一结果让“终身减肥只需一次注射”的愿景第一次拥有了可量化的轮廓，也点燃了产业界与资本市场的想象：如果肥胖真的被证明是一种可逆的基因调控失衡，那么它就不再是意志薄弱的道德失败，而是一种可以被精准编辑的生理程序。

但把猴子身上的奇迹翻译成人类日常，远比想象中惊险。肥胖的遗传架构像一张被反复涂抹的油画：FTO、MC4R、LEP、BDNF 等每一个耳熟能详的“胖子基因”背后都有一串调控网络，它们在不同人种、不同发育阶段甚至不同肠道菌群背景下会呈现截然不同的表达谱。这意味着基因治疗必须像狙击手而非炮手，在万亿级细胞里找到那个“恰好”的干预窗口。更棘手的是，能量代谢是大脑、脂肪、肌肉、肝脏多器官合奏的交响乐，敲掉一个音符可能引发意想不到的变奏。剑桥大学团队曾在小鼠体内敲除 AgRP 神经元中的饥饿敏感基因，结果小鼠虽瘦，却出现焦虑样行为和体温失调。这种系统性风险让监管机构不得不把“减肥基因疗法”放进比癌症治疗更严苛的伦理框架，毕竟癌症关乎生死，而肥胖的边界却掺杂了审美、歧视与商业利益。

技术瓶颈之外，社会心理同样是一堵看不见的肉身之墙。假如一针基因药物就能让 BMI 永久下降 5 个点，健身房和代餐奶昔的生意将瞬间蒸发。但“瘦即自律”的叙事早已内化为中产阶级的身份符号，突如其来的“作弊”可能触发更隐蔽的阶层焦虑：当脂肪不再暴露阶级差异，人们会不会发明新的身体指标来继续制造区分？此外，保险公司也在重新计算风险模型。如果肥胖被定义为可治愈的疾病，那么与肥胖相关的2型糖尿病、心血管疾病是否还应享受慢性病长期赔付？这种经济链条的连锁反应，让基因疗法在登陆市场前就陷入了价值论的漩涡。

尽管如此，最激进的探索者已经在设计“代谢增强套装”，这不是单一靶点编辑，而是利用多重表观遗传调控模块，像调音台一样实时微调能量流向。宾大团队正在测试一种可吸入的 mRNA 纳米颗粒，它能暂时关闭脂肪细胞中的脂质合成通路，效果持续三个月，随后自动降解。加州的初创公司则把目光投向棕色脂肪，通过病毒载体把 UCP1 基因导入白色脂肪，让囤积卡路里的仓库变成燃烧卡路里的熔炉。这些方案的共同点是“可逆”与“可调”，试图在永久改变与随时撤回之间寻找一条既安全又商业化的道路。也许十年后的某个清晨，人们会像现在走进咖啡店一样走进基因诊所，用一次雾化吸入换来一个夏天的新陈代谢加速器。而监管机构与伦理委员会则像今天的航空管理局，实时监控每一次“代谢航班”的航线与天气。到那时，减肥不再是意志力的角斗场，而是一场关于风险、公平与身体自主权的新谈判。基因治疗能否成为终极武器，关键不在于它能否消灭脂肪，而在于人类能否学会与改造后的自己和平共处。

打卡手账

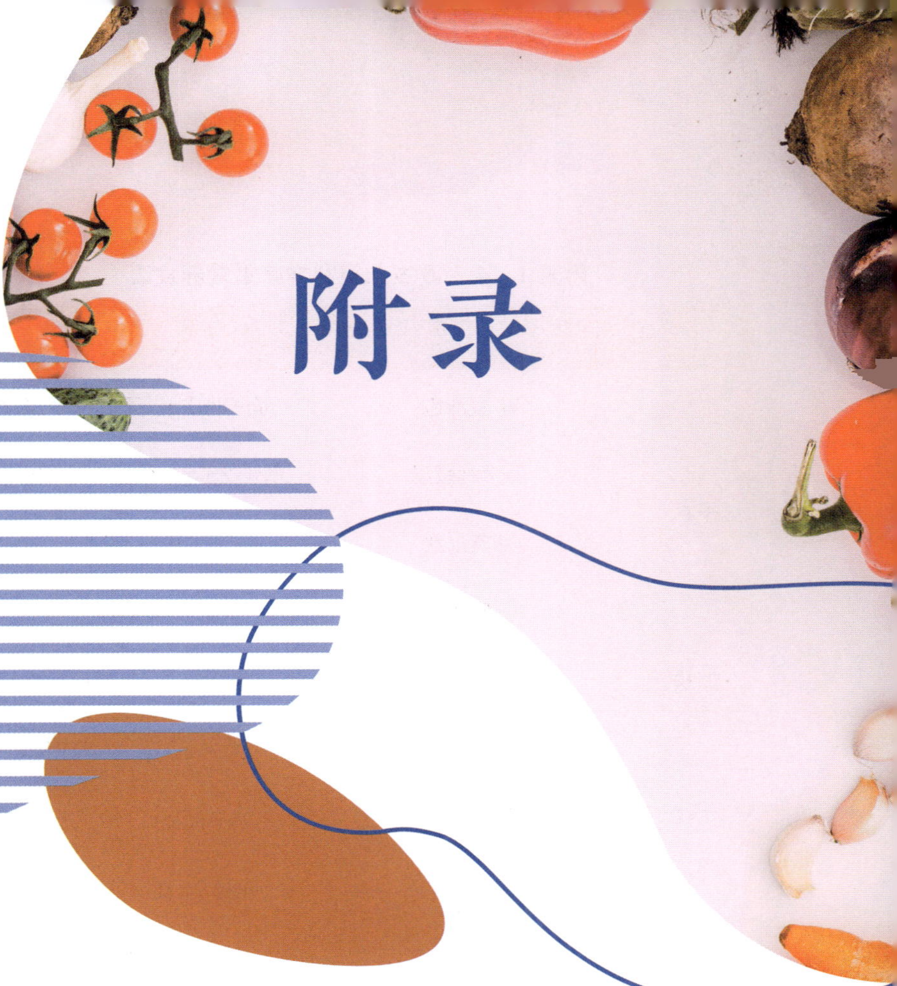

附录

不同人群的减重食谱举例

附表 1　4 ~ 6 岁儿童科学减重营养食谱

餐次	食物	食材质量
早餐	小豆沙包	面粉 50 g、无糖豆沙 30 g
	海带鸡蛋汤	海带 25 g、鸡蛋半个（25 g）
	拌黄瓜丝	黄瓜 50 g
	酸奶	100 g
加餐	水果	猕猴桃 1 个（100 g）
午餐	二米饭	大米 50 g、小米 25 g
	菠菜牛肉丸汤	牛肉 50 g、菠菜 50 g
	炒花菜	花菜 75 g、胡萝卜 20 g
加餐	水果	香蕉 100 g
晚餐	薏米米饭	薏米 25 g、大米 50 g
	水煮大虾	虾 3 个 40 g、葱少许
	蘑菇油麦菜	白玉菇 25 g、油麦菜 75 g
加餐	脱脂牛奶	200 mL
能量：1 412 kcal；蛋白质：43 g（12%）；脂肪：40 g（25%）；碳水化合物：220 g（63%）（每日油 20 g、盐 3 g）		

附表 2　7 ～ 12 岁儿童科学减重营养食谱

餐次	食物	食材质量
早餐	全麦馒头	面粉 50 g
	五香鹌鹑蛋	6 个
	拌西蓝花	西蓝花 75 g、胡萝卜 50 g
	酸奶	100 mL
加餐	水果	香梨 1 个（100 g）
午餐	豆饭	大米 75 g、红豆 25 g
	清蒸鲈鱼	鲈鱼 75 g
	蒜泥油麦菜	100 g
	清炒芦笋	100 g
加餐	水果	蓝莓 100 g
晚餐	煮玉米	50 g
	肉末土豆泥	瘦肉 25 g、土豆 100 g
	香菇炒油菜	香菇 50 g、油菜 75 g
加餐	脱脂牛奶	200 mL
能量：1 600 kcal；蛋白质：76 g（18%）；脂肪：45 g（25%）；碳水化合物：230 g（57%）（每日油 20 g、盐 4 g）		

附表 3　13 ~ 17 岁青少年科学减重营养食谱

餐次	食物	食材质量
早餐	玉米饼	玉米面 50 g
	煮鸡蛋	1 个
	拌白菜丝魔芋丝	白菜 100 g、魔芋丝 50 g、胡萝卜 20 g
加餐	水果	柚子 100 g
午餐	全麦馒头	全麦 25 g、面粉 75 g
	虾仁炖冬瓜	虾仁 50 g、冬瓜 100 g
	白灼西生菜	西生菜 150 g
	大西红柿	1 个
晚餐	黑米饭	黑米 25 g、大米 75 g
	肉片小白菜炖豆腐	瘦肉 50 g、小白菜 150 g、豆腐 100 g
	老醋拌黄瓜	黄瓜 100 g、木耳 2 g
加餐	脱脂牛奶 / 无糖酸奶	250 mL
	全麦面包	面粉 25 g
能量：1 800 kcal；蛋白质：73 g（18%）；脂肪：54 g（28%）；碳水化合物：247 g（54%）（每日油 30 g、盐 5 g）		

附表 4　妊娠糖尿病控糖食谱（1 800 kcal）

餐次	食物	食材质量
早餐	牛奶冲燕麦片	燕麦 25 g、脱脂牛奶 250 mL
	煮鸡蛋	鸡蛋 50 g
	拌花椰菜	花椰菜 75 g、胡萝卜 50 g
	脱脂牛奶	250 mL
加餐	苹果	苹果 150 g
午餐	红豆饭	大米 50 g、红豆 25 g
	鲜虾萝卜丝汤	大虾 100 g、萝卜 75 g
	爆炒头菜	头菜 100 g
	黄瓜	1 根
加餐	水果 + 坚果	蓝莓 75 g、核桃 10 g
晚餐	荞麦馒头	100 g
	家常豆腐	豆腐 100 g、油菜 75 g、木耳 2 g
	素炒西葫芦	100 g
加餐	无糖酸奶	200 mL
能量：1 800 kcal；蛋白质：81 g（17%）；脂肪：53 g（25%）；碳水化合物：268 g（58%）（每日油 20 g、盐 5 g）		

附表 5　老年人科学减重营养（1 600 kcal）

餐次	食物	食材质量
早餐	大枣枸杞小米粥	小米 25 g、大枣 2 个、枸杞 5 粒
	芝麻拌菠菜	菠菜 100 g、芝麻 10 g
	水煮鸡蛋	50 g
加餐	苹果	150 g
午餐	蒸红薯	150 g
	蒜泥油麦菜	100 g
	烤三文鱼	100 g
	小番茄	100 g
加餐	无糖酸奶	125 mL
晚餐	陈皮莲子红豆沙	红豆 50 g、莲子 20 g、陈皮 2 g
	丝瓜口蘑炒扇贝丁	丝瓜 100 g、口蘑 50 g、扇贝丁 75 g
	南瓜炖四季豆	南瓜 75 g、四季豆 100 g
能量：1 600 kcal；蛋白质：80 g（60%）；脂肪：44 g（25%）；碳水化合物：220 g（55%）（每日油 20 g、盐 5 g）		

打卡手账

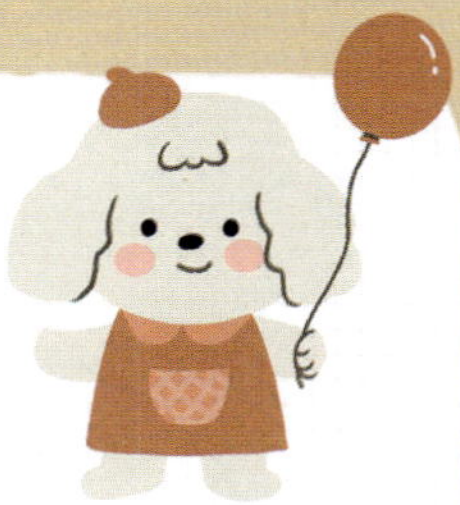

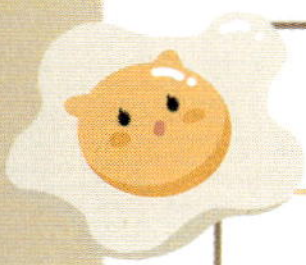